JEDES KIND KANN RICHTIG ESSEN

每个孩子都能
好好吃饭

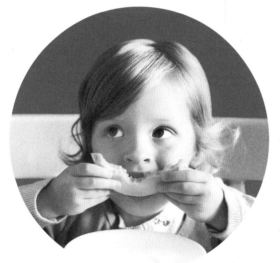

［德］安妮特·卡斯特—察恩　［德］哈特穆特·莫根罗特 著　陈素幸 译

中信出版集团 | 北京

图书在版编目（CIP）数据

每个孩子都能好好吃饭 /（德）安妮特·卡斯特 - 察
恩，（德）哈特穆特·莫根罗特著；陈素幸译 . --3 版
. -- 北京：中信出版社，2021.1
　　ISBN 978-7-5217-2146-1

　　Ⅰ . ①每… Ⅱ . ①安… ②哈… ③陈… Ⅲ . ①饮食—
卫生习惯—学前儿童—家庭教育 Ⅳ . ① R155.1 ② G781

　　中国版本图书馆 CIP 数据核字（2020）第 158799 号

每个孩子都能好好吃饭

著　者：[德]安妮特·卡斯特–察恩　[德]哈特穆特·莫根罗特
译　者：陈素幸
出版发行：中信出版集团股份有限公司
　　　　（北京市朝阳区惠新东街甲4号富盛大厦2座　邮编　100029）
承 印 者：北京盛通印刷股份有限公司

开　本：787mm×1092mm　1/16　　印　张：12.5　　字　数：150千字
版　次：2021年1月第3版　　　　　　印　次：2021年1月第1次印刷
京权图字：01-2009-7084
书　号：ISBN 978-7-5217-2146-1
定　价：49.80元

Contents

目录

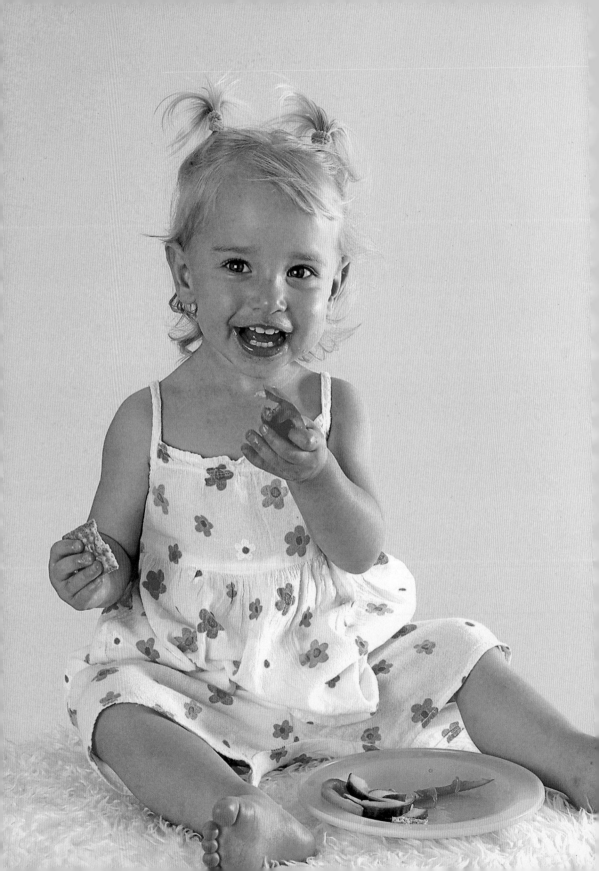

"医生，我觉得孩子吃饭不认真，总是吃几口就说饱了，但他吃得真不多，长得也偏矮偏瘦，我们让他多吃一些，又感觉他迫于压力才再多吃几口，有时看着真的很生气，忍不住批评他，再看看别人家的孩子吃饭香、长得壮，我们更焦虑了……"

"老师，跟孩子沟通好的规则她老违反，虽然知道她有时不这么做有一定的理由，但还是想培养她的'规则意识'，怎么'惩罚'好呢？"

"孩子害怕一个人睡总让人陪怎么办？"

"宝宝太黏人了怎么办？"

…………

每天，我都会收到很多父母殷切的咨询，我很高兴新生代的父母们乐于学习和求教，也深深理解他们的育儿焦虑和困惑。养育并非一门单一的学科，它涉及方方面面的知识，如脑科学、心理学、教育学、生物学，甚至还有人类学，可父母们，好多还是第一次做父母，又哪里会知道这么多知识。

　　如此一来，读书不失为一种好的方法。这套德国实用育儿经典由心理学硕士、行为治疗师和儿科医生通力合著，里面提供了很多实际的诊疗案例和科研成果，并针对各种不同的问题给出了多种可供参考解决的方案和建议。

　　例如，父母根据食物金字塔决定端什么食物上桌，尽可能丰富，但选择吃什么、吃多少由孩子自己决定，胖瘦不是衡量健康与否的标准；孩子在每个年龄段都有需要学会的规矩，父母善用"工具"、态度明确、设定界限，不仅能帮孩子树立规矩意识，而且能减少冲突对抗，增进亲子关系；等等。

　　全世界的父母都焦虑。想来，了解孩子行为背后的深层原因，给孩子需要的而非想要的，做父母的同时保障自己的需求，我们在育儿这条路上才能越走越从容。

　　最后，每个孩子都是不同的，找到适合自己的孩子的方法最重要，希望你在本套书中能有所收获。

张思莱

好父母的智慧

在育儿杂志近 10 年的工作经历常令我感慨：孩子的问题从来都"不简单"。"不简单"不仅仅是因为吃喝拉撒睡的每一件小事都足以将父母折磨得心力交瘁——作为妈妈，我自己在这方面有过切身的体会；还因为几乎每个小问题的背后往往都牵扯着许多其他的问题：

我的孩子吃得太少了！为什么觉得少？因为隔壁的孩子吃得更多。为什么他要吃得跟隔壁的孩子一样多？因为我担心他不长个儿。他不长吗？长。那你还担心什么？我……我觉得他吃得少是因为我不会做吃的，我担心我不是个好妈妈。

…………

是的，每个看似简单的生活习惯、睡眠或者营养问题的背后，往往藏着教育问题、理解问题、行为问题，也包括父母自己的需求和心理问题。

所以一个优秀的儿科医生往往也是经验丰富的儿童心理学家，而一个聪明的儿童心理学家往往也能洞悉妈妈内心的"秘密"。

这就是我喜欢这套丛书的原因。面对被提问过无数次，也被各种育儿书解答过无数次的睡眠、饮食、行为及教育问题，它提供的不仅仅是"怎么办"，还有"为什么"和"怎么做对你更适合"。它不仅仅分享养育知识，更帮助父母们搭建起一座充满爱和智慧的通往孩子内心的桥梁。

当你终于迎来一个甜美安宁的夜晚，当你们家的餐桌终于不再是战场，当愤怒和失望被爱接纳，当争执被理解消弭于无形，你学会的并不仅仅是如何教会孩子正确的行为，还有如何倾听孩子内心的声音，以及如何尊重自己作为父母的需要。而体会到这一点，你也就具备了"如何做个好父母"的智慧。

钟煜

　　这是一本谈吃饭的书，不是食谱书，所以你不会看到任何菜单，但我们会介绍从孩子出生的第一天起，关于如何正确饮食的知识。

　　这本书谈的不仅是孩子要吃些什么，其中提倡的父母与孩子的共餐之道也很重要。你会了解到为什么很多家庭的餐桌会变成战场，其实真的不必这样，只需要让每个人都知道一条简单的规则，并遵守它就行了。那条规则就是好好吃饭。

　　所有的一切都要跟着这条规则走。它不是我们凭空想象出来的，而是有科学根据的。你越了解它，就越会觉得它有道理。本书还将提供很多有趣的实例，以及如何按照孩子的年龄把规则转换成实际行动的要诀。

　　预祝您，成功享受全家用餐乐趣！

安妮特·卡斯特－察恩

哈特穆特·莫根罗特

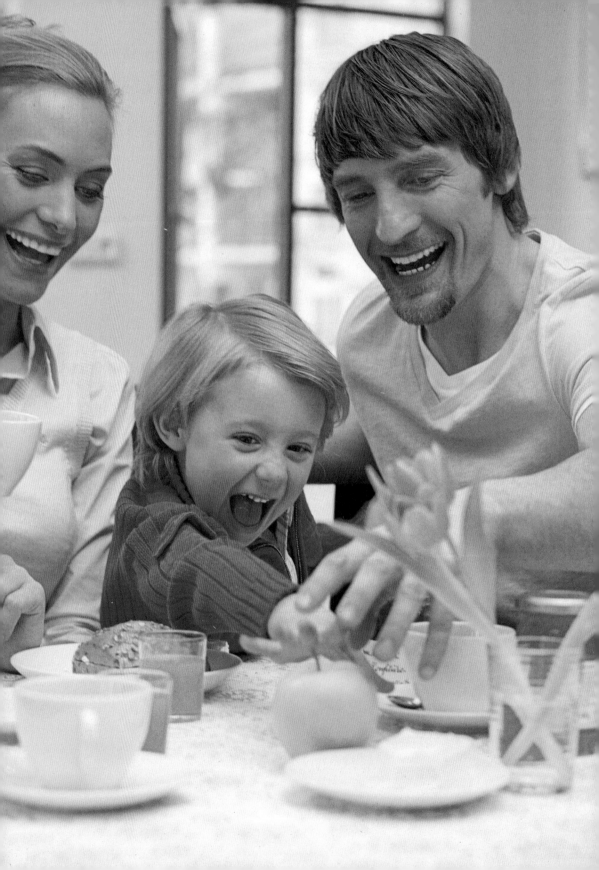

第一章

好好吃饭并非难事

本章你将读到：

哪些亲子行为可能与吃饭有关？

在儿科门诊的案例中，有哪些饮食问题？

吃饭时最重要的规则是什么？

为什么孩子自己知道需要吃什么和吃多少？

教育和遗传扮演何种角色？

孩子的成长曲线透露了什么信息？

关于健康饮食，你该知道什么？

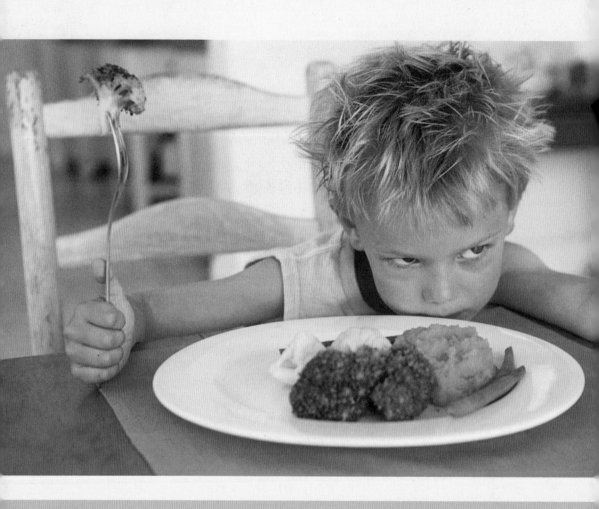

吃饭是紧张还是有趣?

想想小时候

说到吃饭，很多父母都不会把它跟什么好事连在一起，尤其想起自己小时候吃饭的情形时。是否有某种气味、感觉和不舒服的经历，至今仍萦绕在心头？

很多出生于20世纪50年代的德国父母，因为孩提时被认定"太瘦"，而被送进保育院。很多孩子一方面要克制想家的念头，一方面又要适应保育院里陌生的菜肴。他们时常被迫把食物吃光："没吃完盘里的东西，不准站起来！"当时的规则就是如此。我还听过不止一次，如果孩子把吞下去的食物吐出来，会被处罚把吐出来的东西吃回去。这简直是虐待儿童！

希望你没有过这种恐怖的经历。但或许你曾被以某种方式禁止吃饭，因为大人觉得你"太胖"了？又或者你小时候得忍饥挨饿，因为当时根本没有足够的东西可以吃？家里是否有条规矩叫作"吃饭时孩子不准讲话"？或是吃饭的气氛经常让你感到窒息？还是你曾经举止不当，破坏了家人的胃口？

● 童年晚餐

小安妮 5 岁大了。有一阵子她经常生病：猩红热、中耳炎和扁桃体发炎。她面色苍白，手臂又细又瘦。"只剩皮包骨，"奶奶说，"难怪她老是生病，根本没有抵抗力嘛。"有一次她又发烧了，安妮的妈妈知道该怎么办，那就是煮麦片粥。

妈妈认为麦片粥是最健康的食物，它能使人强壮。她盛了满满一碗热腾腾的麦片粥，送到小安妮的床边准备喂她吃。这时小安妮觉得自己既虚弱又难受，一点儿食欲也没有，妈妈端来的麦片粥，光是那味道就快让她窒息了。安妮痛恨麦片粥。她紧闭双唇。妈妈先是哄着她："来吧，为妈妈吃一口，为爸爸吃一口。"安妮哭了起来："我不要！"妈妈却开始责备她："你一定要吃！难道你不想健健康康的吗？"双方僵持了好一会儿，5 岁的安妮还是含着眼泪吃了麦片粥，吃完时，母女两人都"精疲力竭"了。

其实，那个小安妮就是我自己。我知道妈妈是一番好意，但即便是在 40 多年后的今天，只要一想到麦片粥，我还是倒尽胃口，至今仍痛恨任何形式的麦片粥和米布丁。我得很勉强才能试吃一小口婴儿米粉，这辈子更是从来没有自己煮过麦片粥。幸好关于吃饭，我还有其他非常美好的回忆。比如，每周六和爸爸游完泳，带着烤鸡和薯条回家时，总是能享受一场盛宴。如果我那天还分到一只鸡腿的话，这份快乐会更完美。直到今天，那些我乐于回忆的家庭聚会和度假也都跟大餐有关。不管你愿不愿意，儿时的吃饭经历都会伴随着你。如果儿时与家人一起吃饭的回忆总是美好的，总能尽情享用，那么成年后如果你对自己的身材还算满意，那你吃饭通常会很轻松。吃饭对你而言是"正常"的，不需要花太多心思，而且，你对吃饭的态度会直接影响到你的下一代。如果吃饭时气氛融洽，吃饭就有乐趣。

但如果儿时吃饭的经历是负面的，残留在回忆里的都是压力、紧张和强迫，再加上不满意自己的体重和饮食习惯的话，那么成年后的你吃起饭来肯定不会轻松。当吃饭的情绪变得复杂，自然就会出现很多问题。

那些不好好吃饭的孩子需要一份额外的饮食良方，那就是父母的信心与信任，如果没有信任，餐桌上就会有争执，吃饭时不免会气氛紧张。

● 我家的经验

我和我的三个孩子也拥有美好的和不太美好的吃饭经历。美好的是，至今我们都能在很愉快的气氛下一起吃饭。吃饭时，我和丈夫常常会听到孩子们谈起他们觉得重要的新鲜事、碰到的问题与快乐的事。我们会拟订计划、讨论问题，有时谈话的内容比吃饭更重要。

记得我的儿子克里斯托夫 4 岁时，一边吃晚饭一边给大家讲了一个令人印象深刻的小故事："很久很久以前，当时我还没出生。在一个遥远的海边，有一只老虎咬了我的膝盖一口。"

另外一次是我的女儿卡塔琳娜，她在午饭时忽然提出了几个关于性的具体问题。刚好桌上有香肠，很适合拿来当教具。那顿饭我们吃得非常愉快。

当然，关于吃饭，我也有不愉快的回忆，我连续 5 年得在半夜醒来，因为孩子们不是饿了就是渴了。后来我才学会教他们自己在夜里起来喝水（最后干脆让他们戒掉了起夜的习惯）。在我所著的《每个孩子都能好好睡觉》中，可以提供给父母更详细的信息。

许多不愉快的经历多数人应该也碰到过，比如说吃饭时，孩子连人带椅子一块翻倒，或是兄弟姐妹边吃饭边吵闹，或者忙碌的工作之后辛苦做好的饭菜却被孩子挑剔。

所有的好事和坏事都集中在餐桌上，用餐时可以看出孩子是否学会了遵守规则、体谅他人。我们几乎可以说："只要好好吃饭，一切都好。"

儿科门诊的案例

在儿科门诊里，做父母的总是一再提到"吃饭"这件事。许多父母都想知道，自己是否做对了。很多父母很担心孩子的饮食行为，我们经常会遇到一些因为孩子的吃饭问题把自己弄得很绝望的父母。

为了深入了解这个问题，我们在进行定期健康体检时，访问了超过400 位家长，以了解他们如何看待自己孩子的饮食行为。这些孩子的年龄均介于 5 个月到 5 岁之间。

首先我们想知道，到底有多少父母对孩子的饮食问题感到不安。调查结果是，在孩子出生后头几个月内，即在母乳喂养阶段，只有少数父母（5% 以下）觉得孩子（3~7 个月大的婴儿）有问题。1~5 岁的情况却出现了变化，有 20%~30% 的父母认为孩子的饮食习惯有问题，其中有 7% 的父母甚至认为问题很严重。

★ "吃太少" 是父母最常提到的。只有 1% 的 7 个月以下的婴儿的父母这么认为，但是有 20% 的 4~5 岁孩子的父母这么想。

★ "偏食" 从孩子两岁起经常被提到。有 20% 的 4~5 岁的孩子的家长这么认为。

★ "吃太多"，5 岁以下儿童的父母显然很少这么认为，不超过 4%。

从下页的图 1–1 可以知道，最值得注意的结果就是：对于 6 岁以下的儿童，明显有许多家长认为孩子太瘦，吃得太少。我们的社会如果有问题的话，一定不是因为我们有太多的瘦小孩，比较正确的说法应该是，有太多的胖孩子。可是父母的感受显然截然不同。莫根罗特医生谈到他在门诊里碰到的例子：

有位爸爸带着他两岁半的儿子来就诊。那孩子有 20 多公斤，至少超出平均体重 5 公斤。出乎我意料的是，这位爸爸竟然抱怨说："我的儿子不吃饭！"莫根罗特医生向这位忧心忡忡的父亲解释，他的儿子不但没有营养不良，反而是体重过重。但这位爸爸依然坚持："不对，医生。我的儿子不吃饭，一天只喝 8 大瓶酸奶，其他的什么都不吃。"

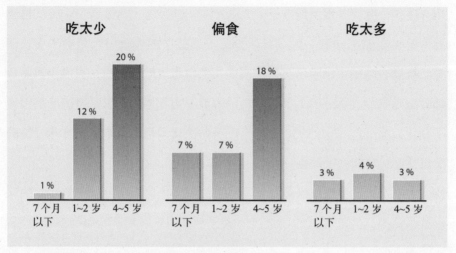

父母的忧虑：孩子吃太少、吃太多、吃得对吗？

图 1-1

吃饭的重要规则！

我们认为有一点非常值得注意，那就是有 1/5 的家长认为孩子食量太小。这其中有多少家长的观念是错误的呢？答案可能会令你大吃一惊，全错！

只要孩子可以有规律地得到充足的食物，他们根本不可能吃太少，因此也不会"太瘦"。少数的例外情况多是疾病导致的，本书最后一章会详谈。健康的孩子非常清楚自己需要吃多少，他们比父母还清楚。年纪越小的孩子越是如此。

我们的问卷调查显示，父母会很信任襁褓中的孩子，相信他们知道自己应该吃多少。但是这个宝贵的认知和信任为什么会随着时间的流逝而丧失呢？只有一个可能，那就是父母认为孩子会"忘记"。父母不再相信孩子，反而表现出："你自己办不到，所以由我来决定你该吃多少才行。"这是一个经常出现，但可以避免的错误！

● 小规则大效果

这本书才刚开始，就已经揭示了吃饭的重要规则。美国营养学家埃琳·萨特（Ellyn Satter）早在 1987 年就在一本广受关注的著作中，阐述了这条规则的意义。1999 年，美国儿科学会出版的营养指导书中，第一页就是这条规则。

不管你是否担忧孩子的饮食行为，你都应该遵守下面所列的规则。只要你都能够照做，孩子一定会好好吃饭。这些规则看起来很简单，执行起来却一点儿也不简单。因为父母和孩子互相"耍花招"来欺骗对方的概率非常高。我们也发现，要说服父母完全接受这些规则也很困难。

回想开头提到的小安妮，再回想一下自己被迫进食的经历，每次身体不舒服时，你的父母是不是也曾严重违反这些规则？

很多父母违反这条规则是因为他们管得太多。每次该让孩子做决定时，他们却加以干涉，想要左右孩子的决定。结果总是一样，吃饭的气氛变得很紧张。

孩子也经常违反规则。不过往往是因为父母管得太少，例如他们让孩子自己决定让哪些菜上桌，比如那个喝很多酸奶的小男孩的父母；或者让孩子决定何时吃饭，就像夜里喂孩子很多次的妈妈；有些父母甚至让孩子决定吃饭的规矩，这些情况都来自父母任由孩子做主。而这也必然导致吃饭时很紧张，而且有"好戏"上演。

很多父母表示："让孩子自己决定要不要吃，要吃多少？这根本行不通。这样的话他根本就不会乖乖吃饭，现在叫他吃几口蔬菜就已经很难了。"而本书的目的正是在于鼓励你相信你的孩子，同时提供更具体的方法，教你依照孩子的年龄运用这些规则。

这样做就成功！
好好吃饭的法则

你决定：   **孩子决定：**

＊供应什么给孩子吃？   ＊我要不要吃？

＊何时供应？   ＊要吃多少？

＊如何供应？

吃饭时，父母应该扮演的角色：

＊吃什么？

由你挑选今天吃什么。根据你对健康饮食的知识，由你来选择食物。

＊何时吃？

由你规定一天供应几次，在什么时间供应，并将食物端上桌。

＊如何吃？

由你来规定吃饭时有哪些规矩。哪些行为是被允许的，哪些则不被允许，你自己必须要遵守这些规矩。要让吃饭时有愉快的气氛，你就要做个好榜样，而且自己要尽情享用。如果孩子还无法自己吃饭，你可以帮他。需要帮多少就帮多少，但尽可能少帮一点儿。超出这个范围所做的一切都是对孩子无益的。

清楚界定孩子的角色：

＊让孩子与大人同桌吃饭。他会看到桌上有什么菜。

＊他挑选这些菜里要吃些什么。

＊他自己决定吃多少。

＊当他吃够了，就会停止不吃。

＊他会遵守你的吃饭规矩。

这些规则从婴儿到青少年都适用。还有一条适用于还无法单独进食的婴幼儿的规则，那就是你来帮他。这时你必须正确解读他挑选食物、开始与停止进食的信号。

重点整理 ■■■■■

父母的儿时经历

父母儿时的记忆会影响他们的育儿态度。

不必要的忧虑

问卷调查显示：6 岁以下孩子的父母经常担心孩子吃得太少。只有极少数的家长认为孩子吃得太多。

重要规则

由你来决定：要给孩子吃什么，何时吃以及如何吃。而要不要吃以及吃多少，则由孩子来决定。

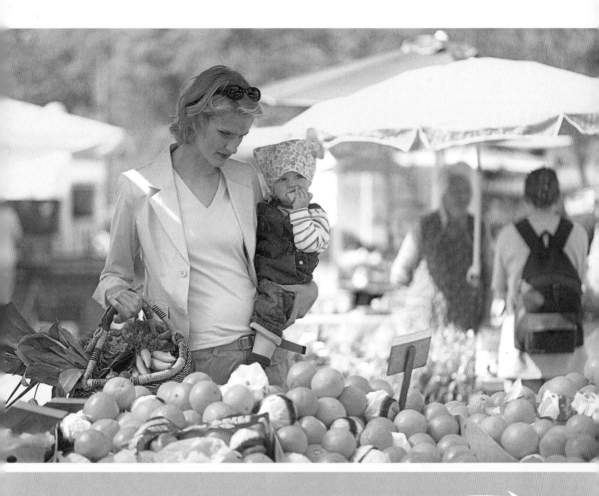

父母对吃饭应有的认识

孩子的 "内在调节系统"

孩子真的与生俱来就有自己正确挑选食物，同时正确控制食量的能力吗？针对这个问题，我们的调查显示，许多父母并不信任孩子。他们很难被说服，需要我们提供确切的证据。放心，真的有证据。

● 克拉拉·戴维斯的孤儿实验

克拉拉·戴维斯（Clara Davis）医生在 1928 年针对孩子的吃饭问题做了一项实验。她接了 3 个孤儿到她的儿童医院，3 个孩子当时都只有7~9 个月大。在此之前，他们全都是接受全哺乳。实验是这样的：为每人每餐都提供 10 道不同的菜，长达 6 个月之久。这 10 道菜包括肉、内脏、鱼、谷物、鸡蛋、水果和蔬菜，有生食，也有熟食，但都未经加工（没有面包、面条），没有混合烹煮（没有汤），而且尽可能只是做一些简单的料理。吃饭时会有护士在，但他们仅仅负责观察并将剩下的食物称一称重量。小朋友们甚至还可以自己用手抓东西吃。

6 个月后，这 3 个孩子在发育、体重、外表、活力等各方面都是最佳状态，显然他们自己已搭配出了理想的饮食组合。即便是以今天的标准来看，他们的饮食组合也十分令人满意。

但是，我们是否由此可以推断，孩子天生就拥有自己挑选适量的、正确的食物的能力呢？并不尽然。你是否注意到，在这些孩子的菜单里完全看不见冰激凌、巧克力、蛋糕、薯条、糖这些东西，也就是说，他们只能接触到富含营养价值的食物。

虽然他们从这些食物中挑选出了能保证他们理想发育的正确食物，没有一个人吃得太少、太多或者偏食，但是如果将超市的那些美味也一起提供给他们的话，又会发生什么事情呢？

现在要再进行这样的实验是不可能了，但我们可以想象一下推断出结果，因为许多调查都证实：儿童天生就爱吃甜食，所以，他们很可能更喜欢糖、巧克力和冰激凌这些东西，而不会选择其他更有营养但无糖的食物。因此，高糖、高油的加工食品，会让食欲、体重与能量补给三者之间的完美平衡开始动摇。

●"超市饮食"的动物实验

关于甜食，科学家曾用动物做过实验。动物通常都不会吃得过量，只要它们得到适当的饲料，即使供给过多，它们也会自己控制。但动物也爱甜食，比如健康的老鼠，从来都不会吃得太少。在一项实验中，老鼠得到了一份丰富的"超市食物"，里面有饼干、巧克力、香肠、花生酱和奶酪。

这些幸运的老鼠无法克制自己，总是吃得太多。比起正常进食的同伴，它们吃下了平常两倍以上的量。无限制地供应糖分和脂肪，让它们"忘记"了生存下去需要的是什么，以及需要多少。

● 创造好条件

如果放任孩子摄取含有糖分、油脂与用这两种原料加工过的食品，会导致孩子营养过剩、体重过重。这个结论一点儿也不令人意外，有趣的是这个结论与我们的好好吃饭规则很契合。

* 如果允许孩子自己来决定食量，且他有多元充足的食物选择时，他们不可能吃得太少。
* 限制摄取甜食和油腻的食物，否则将影响人体的正常需求，发生吃得太多或者偏食的情形。

所以，身为父母，必须决定把哪些菜肴端上桌，而端上餐桌的应该是多样化又富含营养价值的食物，而不是油腻和过甜的食物。唯有这样，孩子才能挑选正确的食物，也才可以完全自行决定要不要吃以及要吃多少。在这个前提下，他便拥有了天生的、按照需求去调节如何吃饭的本能。他会吃得很充足，而且不会吃下太多。

● 小孩子，大行家

婴幼儿比儿童和成人摄取营养要容易控制得多，为什么？只要孩子还接受哺乳，就说明你所供应的养分很理想。孩子可以决定要喝多少，饿了，吃奶，饱了，休息，就这么简单。而妈妈根本不需要清楚知道宝宝吃奶的量。

幼儿虽然已经会挑食，但会优先选择认识的食物，不会被广告或减肥的念头影响。他们的食量仍是完美地由饥饿与饱足感来调节的。

"大份" 实验

1991 年，曾有人对 2~5 岁之间的幼儿进行了一项有趣的研究。这些孩子都住在家里，即在他们熟悉的环境里，每天吃 3 顿饭及 3 次点心。每天的食物多样而均衡，偶尔也会出现甜点。特殊之处是每次都得到"双份"，而且他们可以自行决定要吃多少。

实验再度证明，孩子吃下的正好是他们所需要的量，他们不会"暴饮暴食"，虽然每餐的量很不平均，有时候几乎什么都不吃，有时候吃很多，但是每天的总量都差不多。如果他们有一餐吃得特别多，下一餐可能就会不吃。孩子完美调节的能力实在令人羡慕，可惜人越长大就会越受外界的影响。

成人的饮食行为

成人的饮食习惯真的很复杂，光是挑选食物就有很多不同的偏好，受到诸如口味、文化、传统、习惯、预算、好奇、审美、健身、健康，以及取得食物的难易度和烹调的方便度等的影响。身体对食物需求的那股内在的声音，往往会被这些林林总总的因素所掩盖。

至于食量，我们会控制自己在饿的时候进食，饱了就停下来吗？大部分时候我们也经常对内在需求的声音充耳不闻，例如，我们会基于礼貌、无聊、忧伤，甚至习惯而吃；会因为盘子空了、觉得自己太胖，或没时间吃饭而不吃。外在因素常常"掌控"我们的饮食行为，使我们不再根据需求，本能地调节自己吃什么以及吃多少。

但是，即使是成人也无法完全摆脱内在调节系统的掌控，尤其当我们想完全断绝食欲时，它就会巧妙地破坏计划。那些曾经进行过低卡节食计划的人，就会明白我的意思。在进行这类节食计划时，身体对营养需求与食物摄取的调节已经失效，取而代之的是靠强大的意志力来限制卡路里摄取。你的身体会对这项改变产生反应，内在调节系统会自动发出警报："救命啊！食物不足！饥荒！"可能是你的意志力够强，终于瘦了几公斤下来。

但越激进节食，越可能发生下面的这种情形：一旦停止节食，身体会马上注意到："饥荒过去了！立刻补回来，为下一次的饥荒做储备！"你的调节系统还不知道，其实 21 世纪的现代社会已经没有饥荒。于是你的体重急速反弹，甚至比节食前还严重，这就是恶名昭著的"溜溜球效应"（yo-yo effect）。由此可见，激进的外力操控会造成不良的影响，而我们竟然以为自己知道得比孩子更多，还要规定他们该吃多少！

聪明的小劳拉

劳拉的故事将让我们看到，婴儿的内在调节系统与内在声音运作得多么完美。

劳拉是个 6 个月大的婴儿。由于劳拉是吃配方奶粉，所以她的妈妈可以清楚地看到她吃的量。她的妈妈非常惊讶，劳拉根本吃不完营养表格里建议的量，她吃得很少，体重增加得也比大部分同年龄的婴儿要慢。

虽然小劳拉很健康而且活力十足，但是她的妈妈还是很担心，于是在牛奶里加入了速溶麦片。妈妈认为，如果孩子吃得那么少，就应该吃得更营养才对。但是劳拉面对这瓶热量更充足的牛奶时，吃得更少了。也就是说，劳拉所摄取的卡路里总量还是维持不变。当她的内在声音说"够了"，她就不喝了。劳拉的内在声音发挥出绝佳的功效。她可以完全依赖它，其实，她的妈妈也可以。

是胖是瘦，教育或遗传？

为什么劳拉这么瘦小？邻居家的同龄小男生几乎是她的两倍重。为什么劳拉吃得比他少？这是受教育还是遗传的影响？

●遗传扮演何种角色？

从 1985 年起，德国多特蒙德市儿童饮食研究所就开始进行研究，来探讨儿童的饮食行为。他们长期观察 3 个月到 6 岁的儿童每天的食量。研究结果发现，食量差异完全来自遗传。有些婴儿每天喝不到 600 克的母乳，有些则喝超过 900 克；3 岁孩子的差距更大：每天进食 500 克的孩子跟每天进食 1000 克的同样正常。

所以，孩子需要多少营养来帮助成长发育，从出生起就不一样了，光看食量无法判断是否足够或者太多。丹麦双胞胎与养子研究的研究人员想要找出遗传和文化哪个因素的影响更明显：饮食习惯是从亲生父母遗传而来的，还是由养父母所教导的。研究比较了被领养的儿童的体重和亲生父母及养父母的关联。榜样、饮食习惯、食物供应，这些都由养父母来打造，亲生父母只是把他们的基因遗传给孩子而已。令人惊讶的是，研究发现这些孩子的饮食习惯与养父母完全不符，反而与亲生父母一致。可见基因比其他后天条件更具影响力。对分离成长的双胞胎所做的研究结果也大致如此，即使生活条件不同，双胞胎的体重发育也非常相似。

另一项研究是，每天给 12 对同卵双胞胎一样多的"超量"卡路里。其中有 10 对双胞胎增加的体重完全一模一样，但是有一对只增加了 4 公斤，另一对却增加了 14 公斤。最新的一项双胞胎研究是针对 3~17 岁未成年人的脂肪含量。结果，80% 的差异都可归因于遗传，只有 20% 是被环境所影响的。

不同的"食物利用者"

可见遗传扮演了非常重要的角色，但人体并没有一个该为体重过重负起全责的"肥胖基因"，肥胖是由不同基因、激素和传导物质所组成的复杂系统共同影响的结果。例如，某个特殊的基因会决定身体将卡路里转化为脂肪的速度，于是每次体重下降后，身体就能快速地增肥回来。对于难得吃饱的人来说，这是一大优点；但对于想减重的人来说，却很不利。

因为遗传，有些孩子虽然吃得少，体重依然稳定增加。如果充分运动与正常饮食却依然发胖，绝大部分就是因为遗传。

完美身材人人皆可有？

体型也是遗传的，不管孩子是瘦小或强壮，一切在他出生时就已决定。同时决定的还有腿长还是上半身长，脂肪比较容易堆积在腹部、臀部还是大腿。所以，你的孩子很可能不会如你所愿，有个"完美比例"。

企图通过饮食教育来改变基因预设的身材有些虚妄，还是接受孩子原来的样子比较好。完美的模特身材，世上少有。对孩子来说，尽管自己有些小小的"外表缺点"，但将来仍要继续喜欢自己的身体，这已经够难的了，所以，请你不要勉强改变什么。

环境扮演何种角色？

环境对体重当然很有影响，比方说是什么造成孩子肥胖？你应该也猜得到：太少运动、看太多电视、不定时用餐而且自己随时找东西吃、爱吃高脂与高糖的食物等等。特别是这些因素全加在一起时，那就更恐怖了。

有些孩子尽管有肥胖的基因却不胖，也有孩子正好相反。有的孩子运动量很大、很少坐在电视机前面、定时定量而且饮食均衡，尽管如此，还是比同年龄大多数的孩子胖。原因不在于脂肪层的分布，遗传与环境是以非常复杂的方式相互作用的，只有极少数人是单纯基于遗传因素而肥胖，大部分人都是受到环境和遗传两者的影响。所以，虽然有的孩子从遗传来看不太会发胖，但是当所有不利的环境和条件都发生在他身上时，还是很可能变胖。

在孩子刚出生的几年，父母很少察觉到孩子体重过重的问题。甚至还会担心："我的孩子太瘦、吃得太少！"其实早在婴幼儿时期，很多孩子就已经因为不良的饮食和太少运动，为将来的肥胖埋下了伏笔。

●生病了才会吃得少

莫根罗特医生从长年的儿科门诊中得到证实，有两种情况会导致非蓄意的体重减轻。第一种情况是疾病。大部分孩子是因为生病而食欲不振，有的只要一生病就什么都不吃，特别是吃东西会让他们痛苦时，例如喉咙发炎。生病的孩子多半也很清楚自己的需要，当食物让他们不舒服时，他们就选择不吃。从医生的观点来看，这很正常，他们虚弱不是因为禁食，而是因为生病。一旦恢复健康，他们会迅速地把一切再补回来。

在特殊情况下，重病会导致严重脱水或者体重减轻到威胁生命。这时，孩子便无法自行调节饮食，在某些紧急情况下，还必须接受人工喂食。还有厌食症，这种高概率发生在青春期女孩身上的严重疾病，原因有许多。患有厌食症的青少年根本不再按照内在需求来调节饮食，而是完全根据病态扭曲的外在标准。

贫穷引起的营养不良

除了疾病，贫穷也会导致孩子太瘦。因为缺钱，所以孩子没吃饱，或者食物中缺乏某种重要的营养。莫根罗特医生曾在印度和非洲行医多年，那里很多的孩子都太瘦了，因为他们得不到足够的食物，或者因为只吃米饭而导致营养不良。在那里，不管多微小的食物改善都很重要，例如长在马路两边，含有叶酸的植物，就可以提供重要的维生素和铁。

反观德国，我们也有孩子吃不饱吗？或者得不到需要的营养吗？是的，总有家长没有好好照顾孩子。这些孩子各方面的需求都很匮乏，他们没有得到足够的爱与呵护，有时连糊口都很难。

我们非常希望不会再有因贫穷而挨饿这种事发生。可惜，因贫穷而引起的营养不良依旧会发生。其实只要供应的食物对了，健康的孩子是不可能营养不良的。即使你觉得孩子的饮食习惯很另类、很单一，他也不会营养不良，只要你提供的食物对了，他就什么都不缺。

紧张伤胃，大人孩子都一样

另一个使孩子的身材可能横向发展的环境因素就是紧张。尤其当用餐气氛不好、亲子关系紧张，或者父母在吃饭时施加压力就会造成紧张感。有些孩子的反应是"因挫败而吃"，有些则变成什么都不吃。

●结论

或许你已注意到，前面的内容完全符合我们的规则——由你来决定要供应哪些菜肴给孩子。当供应的食物多样又均衡时，孩子就不会吃太多、太少或吃错。只有当你准备的食物太少或者孩子重病时，他才会"太瘦"。不过，即使外在条件非常理想，孩子还是可能比你希望的胖一点儿或瘦一点儿。

孩子应何时吃以及如何吃也是父母的责任，在电视机前独自吃饭和不规律的用餐时间都可能造成肥胖。如何吃还包括"消除紧张"的气氛，你可以控制餐桌不会变成压力桌。

让孩子决定自己要从你准备的食物中吃多少。每个孩子在个人能量需求上的差异很大，他们是直接照自己的能量需求而吃。请相信孩子能够做到这一点，同时让他们知道："你现在这样，刚刚好。"这句话可以使他确信自己内在的声音，增加他的自信。

太胖还是太瘦，看成长曲线怎么说

有个很简单的方法可以观察孩子的身高和体重，就是有规律地带他去门诊做健康检查量身高和体重，医生会把这些资料填入健康检查手册的成长曲线图内。

● 太矮或太高？

从下面的曲线表（图 1–2）可以从年龄来看自己的孩子是偏高或偏矮。你可以看到 4 岁的亚历山德拉的成长曲线图。从身高来看，96 厘米算是比较矮的，同龄的 100 个孩子当中有 97 个比她高。不过她发育稳定又均衡，而且父母也都不高，所以亚历山德拉的身高符合她的遗传基因，一切都很正常。

只要你的孩子像亚历山德拉这样稳定地成长，高度就不是重点。孩子会长到多高，多半由遗传决定。发现孩子突然停止长高，才需要请医生进行详细检查。因为停止长高可能是某种严重疾病的征兆。

孩子会太高吗？当然，有些孩子会发育得比较突出，比同龄伙伴高出

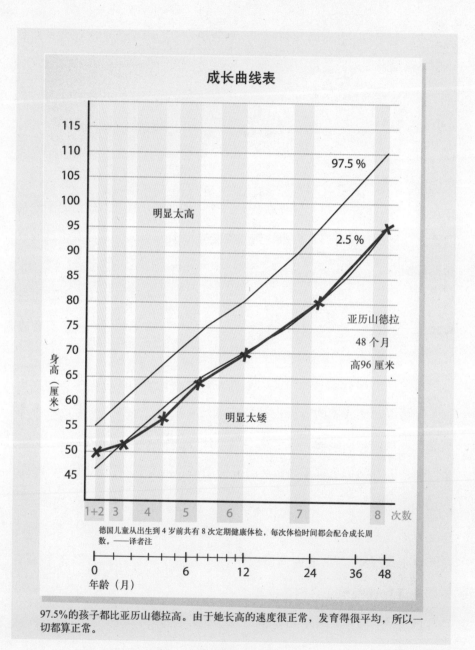

97.5%的孩子都比亚历山德拉高。由于她长高的速度很正常，发育得很平均，所以一切都算正常。

图 1-2

一个头。这些孩子有时候并不好过，因为他们第一眼看起来比较高大，于是人们对他们的期待会比对其他同年龄孩子的高出很多。

大多数时候，孩子长得快，并不是因为生病，只是遗传。不过如果成长曲线不再均衡延伸，而是向上冲，谨慎起见，请带孩子去找儿科医生，确认是否一切还在安全范围内。只有极少数例外的情况需要进行激素治疗，让孩子提早进入青春期，停止长高。

● 太轻或太重？

图 1-3 的第二条曲线特别值得注意。从这条曲线可以判断孩子的身高和体重是否相称，以及体重增加的具体情况。请比较看看孩子的数值落在曲线的哪个区块？曲线是急速陡升还是在某个时间点急速下降？

图 1-3 是针对 1~4 岁儿童而预设的成长曲线。从这张图上你可以清楚地看到安德烈娅、亚历山德拉与塞巴斯蒂安的成长曲线。他们全都 4 岁了，安德烈娅是"标准"，亚历山德拉是"偏瘦"，塞巴斯蒂安则是"偏重"。他们的身高、体重都发育得很不一样，亚历山德拉身高 96 厘米，体重 12 公斤；塞巴斯蒂安有 20 公斤，几乎是亚历山德拉的两倍重，但身高也只多出 10 厘米而已。

这些不同的曲线意味着什么呢？

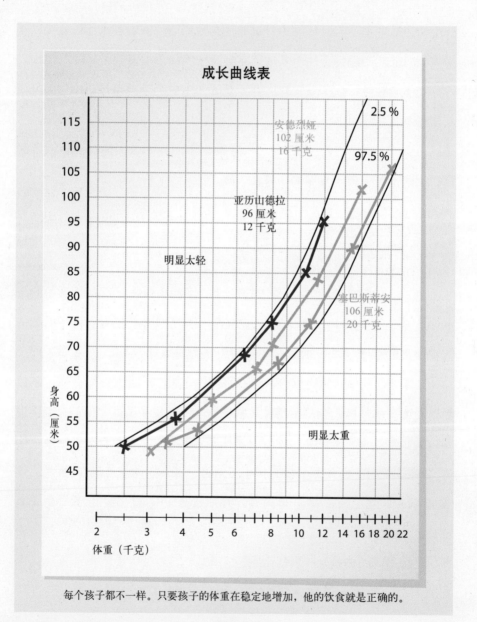

每个孩子都不一样。只要孩子的体重在稳定地增加，他的饮食就是正确的。

图 1-3

安德烈娅:"标准"

正如图所示,成长曲线图上下各有一条黑线。大部分孩子的数值都落在黑线中间,安德烈娅就是这种情况,她从出生起体重都很平均地配合她的身高增长。四年来,安德烈娅的体重一直都在很稳定地增加。毫无疑问,她的曲线非常正常,这说明她的饮食也很正确。

即使如此,安德烈娅的妈妈还是认为女儿吃得太少。每次体检时她都一一列举女儿的小食量并抱怨:"吃那么少根本不够活下去呀!"我们只得拿出曲线图给她看,证明她的孩子这样已经是最好的状态了。

亚历山德拉:"偏瘦"

如果你的孩子的曲线跟亚历山德拉的紫色曲线一样,正好沿着上面那条线延伸的话,又代表什么意义呢?从年纪来看,她算是矮的,体重也很轻。从身高来看,她所增加的体重相当少。只有 3% 左右的孩子像亚历山德拉那么瘦或者更瘦。

你家孩子的成长曲线是否和亚历山德拉相似,是沿着上面那条线甚至更上去一点儿吗?如果是的话,你的孩子一定也很瘦,但不一定太瘦。从曲线图可以知道,孩子的体重是否增加得很平均,他平常的活力如何,健康吗?如果你的答案全都是"是",那么孩子就不是太瘦,而是刚刚好。他恰好遗传到纤细的身材(这来自谁呢?),这样的"瘦"孩子在德国至少有 50 万人,只有极少数是病态而且必须接受治疗的。

不过需要治疗的人数比例不会比胖孩子多，他们大部分都很健康而且饮食恰当。

然而亚历山德拉的父母比安德烈娅的父母更难理解和接受这种观点：亚历山德拉发育得很好，很符合她的先天遗传。因为她个子小、瘦巴巴，而且食量又很小。这些家长总是需要我们进行一再的鼓励："看看这孩子！多么活泼机灵，又敏捷。从她的整体表现就可以看出她这样刚刚好，饮食完全正确。"

塞巴斯蒂安："偏重"

塞巴斯蒂安的情况就完全不同了。代表他的蓝色曲线沿着标准值下缘延伸，如果你家孩子的曲线也是如此，那么你的孩子就如塞巴斯蒂安一样，属于很重的一类。他大概看起来"圆滚滚的"，相同高度的孩子当中只有3%的孩子跟他一样重或者更重。那么，这种孩子都算"太胖"吗？当然不是！想想看你家孩子的体重是否像塞巴斯蒂安一样增加得很平均？有没有突然朝过重的方向"急转弯"？他活泼健康吗？说起来塞巴斯蒂安的父母在饮食供应与用餐规矩上并没有犯什么错，吃什么以及怎么吃都很正常。那么为什么他还是那么重？其实，过重的孩子并不一定等于"胖"。

例如塞巴斯蒂安，他十分强壮有力，体内的脂肪比例不会太高，他的曲线对他来说刚刚好。塞巴斯蒂安的父母很难接受他们的儿子有个"相扑选手的身材"，但是他们自己并不算苗条，他们形容自己是"快乐的胖子"。塞巴斯蒂安的爸爸在青少年足球队里担任教练，而塞巴斯蒂安现在就已经很热衷于足球，并且跟着队员们一起踢球。他们全家人都是充满"活力"的。

每个孩子吃得不一样

前面提到的这三个孩子的饮食都很正确，他们全都能好好吃饭。也许你的孩子也像塞巴斯蒂安一样，虽然"偏离曲线"，但是饮食正确，这一点等你读完健康饮食与家长常犯错误那部分内容以后，就比较能够判断。你将更能明白，这三个孩子是如此的不同，尽管数字有高有低，但这些孩子都很健康活泼，而且发育得很好。他们从出生起体重就增加得均衡和稳定，父母大可放心满意，孩子会好好吃饭。

● 成长减缓或加速

体重不见得总是发展得那么平均。在图 1–4 中，你可以看出，这两条曲线完全不同。卡尔文和特蕾莎两个人都发育得很平均，身高也是中等。不过成长曲线记录了他们的特殊状况。

"下修"

从代表卡尔文的蓝色曲线可以发现，他出生时体重 3.3 千克，正好符

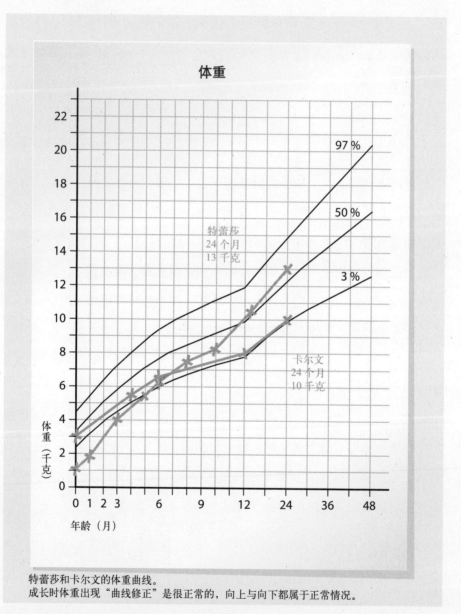

体重

特蕾莎和卡尔文的体重曲线。
成长时体重出现"曲线修正"是很正常的，向上与向下都属于正常情况。

图 1-4

合平均值。两岁时体重 10 千克，以他的身高（85 厘米）来说属于轻的。从 4 个月起，他开始慢慢地从平均值滑向"轻"的那一边。满 1 岁时，他来到曲线的下缘，从此就很稳定地在下缘移动。与他身高相同的小朋友，100 个里面只有 3 个像他这么轻。这是严重健康问题的征兆吗？卡尔文刚出生的头几个月曾经非常"正常"，为什么这一年多来他的体重变得这么轻？

卡尔文的体重曲线被专家称为"下修成长"，即"在比较低的水平上，趋向均衡成长"。也就是说，他刚生下来的几个月里太重了。从第 4 个月起，他的体重增加开始变得缓慢，逐渐符合他遗传的体重。而且如果继续这样下去，这样的曲线也是正常的。

刚开始，卡尔文的父母当然很担心。幸好卡尔文非常健康，而且以这种方式让他的父母知道他很好。直到卡尔文快满两岁时，他们才确信，卡尔文在"曲线的下缘"找到了自己的路。我们从其他出生时超过 4 千克的初生儿身上，也可以观察到类似的成长曲线。他们的体重通常在 1 岁左右逐渐向中间移动，因为他们其实属于那个区间，而且也会停留在那里。

"上修"

特蕾莎的曲线正好跟卡尔文相反，特蕾莎提前 10 周出生，出生时体重只有 1.4 千克。起先她的体重还有点儿太轻，接着急速上升。在满 1 岁时她就以 10 千克、75 厘米高达到了婴幼儿的平均标准值。满两岁后，特蕾莎甚至比平均值还重一点。医学专业上称这类身高体重的发展为"上修成长"，意思就是"逐渐赶上的成长"。

像这类成长曲线的孩子经常是早产儿，刚开始又小又轻。在成长曲线上他们必须先找到自己的路，有些孩子会像特蕾莎这样推进，体重急速增加。

出生时的体重不能代表什么，特蕾莎和卡尔文的例子显示，孩子出生时的身高，尤其是体重并没有太大意义。"上修"和"下修"曲线是很正常的：

尤其是满 1 岁前，孩子体重的增加可能加速，也可能减缓。

直到快满两岁时，孩子才会达到遗传基因预定的那个体重等级。

谨慎评估建议

你或许会问，如果所有的曲线的走向都算正常，那它们到底有什么用？究竟有没有曲线会点出问题来？有，但是很少。通常是这样，如果孩子的状态很好，他就可以超出这个标准范围或标准曲线。即便不同的育儿专家的说法有些不同，孩子也不一定得是平均值。

有位妈妈说："我女儿 4 个月大了，现在还是完全哺乳。两周前儿科医生帮她量完体重后认为，以她的身高而言，她太重了，我应该停止哺乳，改为喂奶酪，好让她瘦下来。可是，只吃母乳的孩子怎么可能太胖！

于是我又找了另外一位医生。"

当你听到有人只根据孩子体重的数字就提出建议时，要谨慎评估。为了做出正确的诊断，你应该这样做：

⭐ 观察孩子：他健康吗？他发育可好？是否合乎年龄的增长？

⭐ 观察父母：可能有哪些遗传因素会影响孩子？

⭐ 观察孩子的成长曲线及体重曲线：这些曲线正常吗？

●不对劲的成长曲线

在这么多"正常"的曲线之后，在此为你介绍两条不太正常的曲线，这种案例虽少，但偶尔还是会出现在儿科门诊中。

肚子就是不饿

斯文出生时重达 4.14 千克，算是超出平均值了。斯文的妈妈很高兴，儿子很好照顾：他几乎从来不哭，6 周大时就可以一觉睡到天亮，而且每隔 5~6 个小时才"喊饿"；斯文白天也睡得很多；他不太喜欢吃母乳，没吃几分钟就停下来了，可是他好像吃够了，因为他可以撑上好几个小时。

从图 1-5 可以看到斯文周岁前的体重曲线。通常新生儿在头几个月里体重增加得特别快，很多新生儿在 4 个月大时体重已经增加 1 倍。斯文在前几周内增加的体重就已经比一般的新生儿少，但这还不足以引起注意。

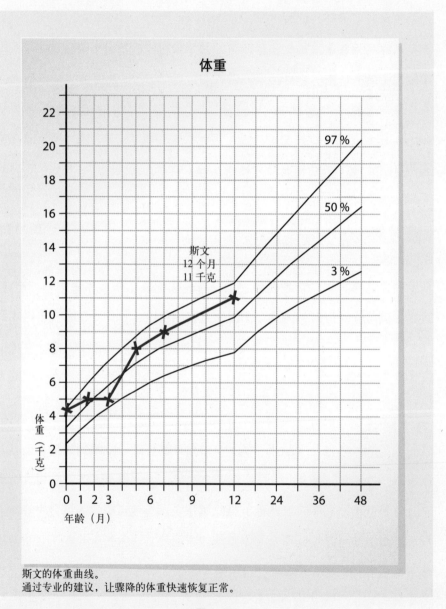

斯文的体重曲线。
通过专业的建议，让骤降的体重快速恢复正常。

图 1–5

毕竟他在出生时特别重。在做第 4 次健康检查时，斯文 3 个半月大，我们发觉到他 6 周来体重根本没有增加。怎么会这样？斯文吃的全是母乳呀！为什么他不多吃一点儿呢？婴儿不是一般都知道他们自己需要吃多少吗？

我们发现斯文不是很活泼，而且没有持续要奶吃。他没有给妈妈明显的信息，让她知道他什么时候肚子饿。五六个小时的哺乳间隔对新生儿来说非常长！加上妈妈以为他每次把头扭开就是"吃饱了"，于是没有继续哺乳，而斯文也没有抱怨。她很高兴，她的孩子这么"好照顾"。

接下来，因为斯文吃得少，次数也少，而母乳是按需求而分泌的，因此，虽然斯文所需的量应该越来越多，但母乳却变得越来越少，母乳供应量显然不足。

斯文渐渐开始"挨饿"。当他的体重突然明显下降时，他的妈妈才到儿科门诊来求助。所以我们必须破例建议斯文接受额外的辅食，幸好斯文在很短的时间内补回了体重，并在 6 个月大时重新回到了正常的体重曲线。

麸质过敏（不耐）症

与斯文不同，延斯在前 5 个月内体重稳定增长。在这段时间他只吃母乳，后来妈妈改喂他吃麦片粥，体重曲线开始急转直下。诊断结果证实，延斯得了肠绞痛。他无法消化谷物里的麸质蛋白质，那会破坏他的肠黏膜。后来，他的妈妈改成以米饭、玉米为主食后，营养的供给才再度恢复

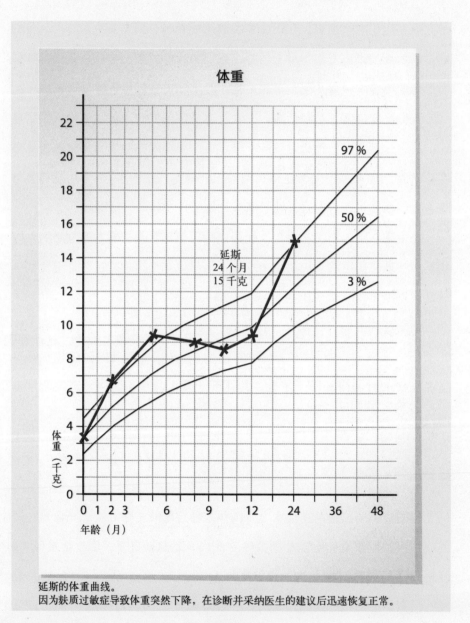

延斯的体重曲线。
因为麸质过敏症导致体重突然下降，在诊断并采纳医生的建议后迅速恢复正常。

图 1-6

正常，而延斯也发育得很好。在 1~2 岁之间，他全都补回来了。延斯的体重曲线请参见图 1-6。

因为压力而变瘦变胖

或许到目前为止，你还没见过因为压力而体重骤减或暴增的孩子。关于这一点，莫根罗特医生表示："我至今已经检查过约两万个孩子，在我的儿科门诊里，从未见过这样的曲线。但孩子们都只在 6 岁前才会定期接受健康体检。所以我推断，6 岁前还不会因为压力而突然使体重增加，因为他们的自我调节系统运行得实在太好了。体重紧急下降的情形，也极少出现在健康的婴儿或幼儿身上，在我的诊所里一个都没有。"

然而有些妈妈仍坚持说，她们的孩子几乎完全拒绝吃食物。这让她们非常担心孩子的健康，亲子关系更是因为紧张的喂食气氛而雪上加霜。如果孩子一再拒绝食物，确实会让妈妈害怕。然而妈妈拼命要改变这种情况的行为，也同样会使孩子害怕。

"我把 6 个月大的安克和她的妈妈一起安排到儿童医院的特殊门诊，因为这位母亲已经完全精疲力竭。她深信，如果不强制喂安克吃东西，她整天都会拒绝吃东西。"

这位妈妈犯了所有我们在第二章里将谈到的错误，将餐桌变成了战场。但即使亲子关系如此失常，安克也经常拒绝进食，她自己的体重却仍然持续在增加。虽然母女都需要心理辅导，但令人惊讶的是，孩子并没有因此变得太瘦。在医院里，妈妈学会了在喂食时将主导权留给孩子，并且相信孩子会得到足够的食物。

发育障碍

真正的发育障碍主要发生在早产儿身上，因为他们必须要接受人工呼吸与人工喂食长达数周。他们因为嘴巴和喉咙长期连接喂食管，以及持续受到控制的经历，有时候不管是什么东西，只要东西一碰到他们的嘴巴，便一概拒绝。大人必须付出足够的耐心与爱心，让他们慢慢习惯接受奶嘴或汤匙的喂食，他们也必须学习自主吞咽。足月生产的小婴儿在出生后两天，就能完全掌握吸吮和吞咽，而早产儿则需要1个月才学得会，有些甚至需要3个月的时间才能学会。这时可能就会出现压力与体重下降互相影响的恶性循环。当父母无法独立应对时，就应该尽快接受专业协助。

在孩子刚出生的头几年里，父母犯的错误对孩子的体重还不会造成太大的影响，因为孩子还能按照自己的需求来调节体重。不过这些错误却会对他们的心理产生不好的影响，他们有可能会完全丧失对食物的自我调节能力。伴随心理问题一起出现的还可能是体重的急速增加，或是造成暴食症（吃完就吐）或厌食症。

● 结论

★ 绝对不要盲目追求打造孩子的"梦幻身材"，接受他本来的样子，不管是高是矮、是胖是瘦。只要你给孩子提供足够和正确的饮食，那么他现在的模样就会刚刚好。

⭐ 在做健康体检时可以与儿科医生一同观察身高体重的成长曲线，看看孩子的发育是否有不正常之处。

> 孩子看来很健康？那么他大概也吃得很健康，不管他是胖、是瘦或是中等身材。

⭐ 孩子稳定的成长象征着他吃的是正确的食物以及正确的食量。

⭐ 在满 1 岁之前，体重曲线"下修"或"上修"都是正常的。不过新生儿或幼儿的体重如果突然急剧下滑，几乎都是因为疾病，一定要找出病因并加以治疗。光是给孩子"灌入更多的食物"绝对无济于事。

⭐ 不管孩子是胖还是瘦，请遵守我们的规则。由你来决定供应什么食物，孩子自己来决定他是否要吃以及吃多少。这个规则也适用于特别胖和特别瘦的孩子。只有如此，孩子才能找到他最理想的、早就由基因决定好的体重曲线。

营养学轻松学，孩子需要哪些养分？

你一定想尽一切可能给孩子提供一份健康的食物。但是，究竟哪些食物对孩子来说是有利的，又有哪些不是？在他出生后的头几个月，这个问题很好解决。母乳就是你所能提供给宝宝的健康食物，而配方奶粉则是第二选择。接下来，是一个短暂的过渡时期：婴儿开始断奶，并且小口小口地品尝起他的第一份婴儿米粉。这会持续好几个月，直到他能与大人一块上桌，并且一起享用餐桌上的食物。

关于哺乳期与过渡期，在第三章里会有更详尽的论述。接下来，我们要谈谈从幼儿到成人都适用的营养学基础概念。

● 拿父母做榜样

也许，你对"健康的"或"有营养的"饮食已经有了特定的想法，但是，你会每天把这些想法彻底地转换成实际行动吗？比如说你觉得咖喱香肠配薯条、小熊软糖、可乐或炭烤猪排是健康的食物吗？应该不会吧。可是老实说，你会完全放弃它们吗？还有你是否习惯了小酌一杯？为什么很多人总是不顾第二天可能会头痛伤身，一再重复？

答案很简单，因为我们在选择吃什么时，不会一直被"什么是健康食物？"这个问题牵着鼻子走。我们所选的食物和欲望、情绪以及我们自身的偏好紧密相连。

或许我们对什么是健康的食物有非常明确的认知，可是我们却经常无法遵照这些认知行事。如果连我们自己都无法抗拒巧克力、美酒甚至香烟，那么我们怎么控制自己只提供"健康食物"给我们的孩子呢？

● 什么是"健康食物"？

要彻底地将"健康"与"不健康"的食物区分开来几乎是不可能的。因为根本没有完全"不健康"的食物，至少政府不会准许销售会损害健康的黑心食物。

酒精真的有害健康

但是，含酒精的饮料却是个例外，因为酒精是一种强烈的神经毒物，对身体有害。除此之外，其他的食物都是"健康的"，当然所谓的"健康食物"也可能存在问题，尤其是当摄取过量或者烹调方式错误时。

吃得太少也会有害健康

人们在吃不饱时尤其"不健康"，别忘了几十年前在欧洲就发生过重大的营养问题。现在，人们的平均寿命之所以能大幅度提升，不只与医学的进步有关，也与有更好的营养状况有关。

多运动，多吃蔬果

至今并未证实吃某些特定的、"营养价值不高"的食物，就一定会引发特定疾病。同样也没有得到证实的是，吃某些"高营养价值"的食物就绝对可以预防疾病、对抗癌症。

2003 年，世界卫生组织（WHO）公布了一项大型研究成果，这是一项针对饮食习惯与重大疾病的关联性调查，其中心血管疾病名列前茅，这与少吃蔬果有关。还有一项特别重要的结论是，充足的运动在预防疾病上扮演着举足轻重的角色。这一点儿也不令人意外，一个爱运动的孩子比不爱运动又整天坐在电视机或计算机前面的孩子，需要更多的能量，血液循环也更加健康。

不管吃什么，运动量太少总是不健康的。

除此之外，还有几点建议也能促进血液循环：

⭐ 多吃蔬菜和水果。

⭐ 少放盐。

⭐ 多食用不饱和脂肪酸（存在于植物油和海鱼体内），避免食用饱和脂肪酸（存在于动物性脂肪、奶油、奶酪、肉类和香肠等食物里）。

许多饮食建议的合理性并未得到科学证实，是否适用于儿童也尚未经过研究。因此，你现在不必太担心。最重要的是，提供各种各样适当的食物给孩子，让他能从中挑出自己的所需（也请参阅本书提供的食物金字塔）。

准备一份恰当的食物并不复杂。你不需要对维生素、微量元素、碳水化合物、蛋白质、脂肪等有通盘的了解，更不需要精心制订饮食计划或维生素图。我们在本书里只为你介绍几条基本规则，每一条规则都有很大的发挥空间，照这些规则你便可以提供给孩子足够好的营养。另外，没有人会阻止你精益求精、追求完美，但是乐趣和兴趣才应该是最重要的，而非压力，否则对你和孩子来说，吃饭又会是一件令人紧张的事情。

●端什么食物上桌？

既然所有的食物都是"健康的"，那么父母应该为孩子挑选什么食物，端什么食物上餐桌呢？答案很简单——全部！多样化的食物是饮食均衡的保证。所以，饮食供应的第一条基本规则就是：

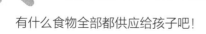

有什么食物全部都供应给孩子吧！

丰富多样的食物

你的孩子已经大到可以和家人一块儿坐在桌边吃饭了吗？他会咀嚼和吞咽了吗？他能自己吃饭、用杯子喝水了吗？如果答案是肯定的话，那么他应该也能逐步分享餐桌上所有的东西——苹果、梨子、蓝莓奶酪、马铃薯、肉、柳橙、橄榄、菠菜、柠檬、节瓜等。这份菜单也许对你的家庭来说，太奇特或太奢侈了？那就不需要这么夸张。现在超市里的选择也够丰富的了，好好挑选，让你的孩子尽情地尝到食物的各种味道。

如果你的孩子不愿意尝试新食物呢？那也没关系。陌生的事物被拒绝很多次是很正常的现象，你自己要带着享受的心情吃完它们："运气真好，全都让我自己一个人吃！味道真棒！"但是，下一次请你还是要继续拿些新口味给孩子尝尝看。

记住，你的角色是永远只把食物端上桌，而不是把它们塞进孩子的嘴里。而且，从长远来看，你乐于尝试世上所有美味的乐趣与好奇心，将会传递给下一代，即使有时候需要花上好几年的时间。

汉堡和小熊软糖？

但是，真的应该让孩子尝试所有的食物吗？汉堡、软糖，还有充斥着色素和防腐剂的零食？没错！因为所有你刻意不给孩子吃，或者禁止他们吃的东西都会变得特别吸引人。当然，你应该限量供应这类食品，而且是等他自己开口要求的时候再给。根据我的经验，老大通常在年纪比较大时才有这种要求，年纪小的弟弟妹妹却比较早就要求吃这类食品。

"这个东西吃了不健康"这种论点是说服不了孩子的。就算真的吃下又会怎样？他们不会晕倒，（通常）也不会不舒服，而且更不会因此而马上生病。所以，在他们看来，这类东西怎么会不健康呢？虽然成年累月每天吃这类食物有可能影响到身体健康，但是孩子哪会理解呢？而且如果你只是偶尔给他吃上一根咖哩香肠这样的食品，同时还提供许多其他菜肴，又有什么关系呢？

不要讨论

"你一定要吃蔬菜，不然会生病的""吃胡萝卜可以改善视力""全麦面包会让你更强壮"等这些话，孩子会相信吗？其实，他一句也不信。没吃蔬菜他会不舒服吗？吃完那一份胡萝卜他就看得更清楚吗？全麦面包吃下肚就会长肌肉吗？没有这么简单。"因理解而学习"是不可能的，和孩子讨论"健康或不健康"会造成很大的压力，而且没什么作用。

所以，最好不要和孩子讨论你供应的食物。如果你长期供应各类食物而且不禁止任何食物，你就不需要解释。这样一来，每一餐要挑选和提供什么食物就会很有弹性。

●健康饮食新知

食物含太多脂肪不好吗？含大量的碳水化合物就好吗？过去的几年

里，人们开始发表各种不同的意见。我们认为父母不必一定得是营养学家，才能给孩子提供正确的食物，但有些信息可以帮助父母来选择。

有关饮食的新观点

直到几年前，都还有个不容争辩的观点：高脂乃疾病之源，过多的脂肪会让人发胖、生病。有许多专家主张人们应少摄取脂肪、多摄取碳水化合物。这个"食物金字塔"（每日营养需求结构图）被欧美营养协会广为宣扬，在哪里都看得到。于是，"低脂"在美国引发了一阵风潮。

但在世纪交替之际，却突然出现了一个反对的声音：碳水化合物并不好，特定的脂肪反而是好的。食物金字塔被几位专家彻底颠覆了，"低脂"突然被"低糖（只吃少量的碳水化合物）"取代。据说，有数家面食制造商因为产品卖不出去甚至破产。"血糖生成指数"（Glycemic Index，GI值）的概念，对许多人而言影响力并不亚于小说《哈利·波特》里的那块魔法石①。难道，以前的观念都是错误的吗？

GI 旋风横扫全球

血糖生成指数（GI 值）到底是什么呢？它是指凡是含碳水化合物的食物——水果、蔬菜、谷物、米面、马铃薯、糖，这些都会让血糖升高，

---

① 魔法石（the Philosopeher's Stone），小说中此石可起死回生、点石成金。——编者注

只是升高的速度各异。有些食物使血糖升高很快，代表它有很高的 GI 值；反之，需要越长的时间才能升高血糖，GI 值就越低。

当血糖升高时，胰腺会释放大量的胰岛素进入血液。胰岛素会分解血液里的糖分子，由此让血糖值迅速下降，结果使饥饿感再度出现。此外，有些专家断言，只要血液里有很多胰岛素，任何脂肪都无法被分解。结论就是，碳水化合物会让人发胖，含脂肪和蛋白质的食物反而不会，因为脂肪和蛋白质不会让血糖升高。

由于不是所有的碳水化合物都以同样快的速度让血糖升高，所以有"好的"和"坏的"碳水化合物之分。低 GI 值的就是"好的"，高 GI 值的则是"坏的"。最糟的是葡萄糖，因为它会直接进入血液而且快速导致大量的胰岛素产生。另外，白面包和马铃薯也含有很高的血糖生成指数，所以算是"坏的"碳水化合物。反之，全麦面包算是"好的"，因为它需要较长的时间才能被分解成细小的"糖分"，即专业术语所谓的"葡萄糖分子"，然后才进入血液。

低 GI 饮食法

于是，各路专家纷纷依此提出了各种各样的饮食法。例如，非常著名的"低 GI 值饮食法"（low-glycemic-index），其实原本是戴维·路德维希（David Ludwig）医生所设计的糖尿病患者饮食法。路德维希医生建议患者多吃水果和蔬菜，以"好的"蔬菜油来调制食物，多食用富含蛋白质的菜肴如奶酪、鱼类、肉类、豆类和坚果类，吃一小份全麦制品（面包、米

49

饭或面条），少食用以白面粉、糖和马铃薯为原料制成的食品。

同样知名的"GI 专家"——沃尔特·威利特（Walter Willet）所提出的建议则略有不同。他劝大家多吃全麦制品。此外，他还将蛋白质食物分成"优质"与"非优质"两种：豆类、鱼和家禽类肉食品应该常吃，而红肉则少吃。然而，在德国带头拥护低 GI 值饮食法的尼古拉·沃尔姆（Nicolai Worm）却强烈建议要多吃红肉。

针对血糖生成指数的饮食建议，还经常被当成减肥食谱，例如玛丽昂（Marion）和格里尔·帕策（Grill Parzer）的 GI 节食法。

血糖生成指数，对孩子重要吗？

上述这些饮食建议各不相同，有的甚至互相矛盾，实在令人不知所措。有什么是真的对家长有帮助的呢？ GI 值对健康儿童的饮食有何意义呢？为人父母的难道非得随时对照手边的 GI 表，在端菜上桌之前，思考哪些是好的、哪些又是坏的碳水化合物吗？

当然，我们不必这么做。正如前文所说，最重要的是食物的多样性。碳水化合物毕竟是儿童与成人饮食中最重要的营养成分，不应偏废。

德国营养协会（DGE）也曾对血糖生成指数进行过深入的研究，得到以下结论：限制摄取碳水化合物，并以多摄取脂肪和蛋白质来取代是不合理的。血糖生成指数还不适合作为评估食物特性的可靠工具，因为 GI 值会随着食物的种类、烹调方式和组合，产生很大的变动。而且，到目前为止也尚未证实，低 GI 值的特殊饮食可以预防肥胖或糖尿病。

不过有一项得自血糖生成指数研究的饮食观念，至今仍受到德国营养协会的重视，并且将它纳入了一般的饮食建议当中——我们应该更加注意不同种类的脂肪与碳水化合物食物的差异。接下来有更详细的叙述，但大原则仍是：

多提供碳水化合物给孩子，少提供脂肪。

● 为什么脂肪太多有坏处？

读到这里你应该已经知道，过多的脂肪会让人体内在的自我调节能力乱成一团。一小份高油脂食物中就含有大量的卡路里，诱使大家吃起饭来"超过满足饥饿"之所需。这是因为，脂肪会增加食物的香味，让食物吃起来更加美味。通常吃太多就代表吃下太多的油脂。在德国，来自脂肪的热量占了总饮食的 40%。这实在太多了！低于 30% 会比较理想，另外还要注意脂肪的质量。

好脂肪，坏脂肪

脂肪不等于油。其中，不饱和脂肪酸要比饱和脂肪酸好，奶油、奶酪、鲜奶油、香肠和肉类，都含有很高的饱和脂肪酸。不该吃太多这类食物，因为长期摄取这些脂肪会给血液循环造成负担。反之，菜籽油、橄榄油等植物油以及坚果、鲑鱼、鳟鱼和鲔鱼这类富含油脂的海水鱼则含有丰富的不饱和脂肪酸，请尽量食用这一类的"好脂肪"。

● 为什么碳水化合物有好处？

植物性食物如米饭、马铃薯、水果和蔬菜以及所有的谷制品（如面包和面条），绝大部分都是由碳水化合物组成的。相对于脂肪，碳水化合物不含有那么高的"能量密度"，也就是说，这些食物就算多吃一点儿，身体所摄取的卡路里仍很有限。水果和蔬菜含有很多水分与无法消化的物质，即所谓的纤维。至于全麦制品，也同样含有丰富的纤维。因此当身体所需能量的一半以上是由碳水化合物供应，而且绝大部分是来自蔬菜、水果和全麦谷物时，这种食物就可以被称为富含营养价值的食物了。

德国营养学家弗尔克尔·普德（Volker Pudel）指出，碳水化合物的另一项优点就是：我们可以大量食用却不会发胖。他的理由是，人类不同于猪和老鼠这些科学家偏爱的实验动物，它们所摄取的每一份多余的碳水化合物都会立刻转化成脂肪，并因此变胖。人类所摄取的碳水化合物反而会优先被消耗掉，只有在极端的情况下才会储存为脂肪层，比如一天内吃了 3 千克的马铃薯，或 2 千克的面条，或 0.5 千克的纯糖，但是谁会这么吃啊！

糖例外

糖完全是由碳水化合物组成的，正如面包、米饭和面条这类碳水化合物一样，糖在身体里也会转化为葡萄糖，然后进入血液成为能量的供应者。所以，糖并不全然是"有害"或"不健康的"。尽管如此，还是不应该大量食用糖：

⭐ 糖会引起蛀牙。

⭐ 与其他大部分富含碳水化合物的食物相反，糖不含任何维生素、微量元素和纤维这类有价值的成分，它是空热量（empety calories）食物。

⭐ 与脂肪相似，糖也会扰乱人体的自我调节系统以及因此而自然产生的饥饿感和饱足感，并因此造成我们吃得太多。

⭐ 糖多半不是以纯糖的形式被食用，而是跟许多油脂结合在一起后吃下肚的，蛋糕、巧克力、冰激凌都是这样。所以，甜食经常是典型的"发胖食物"。

顺便提一下，蜂蜜并不比糖"健康"。它几乎完全由葡萄糖、果糖和水组成，因此对它的评价与糖一样。而我们"供应一切食物"的规则也必须稍加修改：

要限制糖和甜食，多食用全麦制品，如全麦面包、糙米和全麦面条。

● 蛋白质，简单！

在我们的饮食建议中找不到蛋白质吗？关于这点，恭喜你，不必担心蛋白质，因为它既存在于植物性也存在于动物性的食品中，所以我们永远都能得到足够的蛋白质。只有素食者才必须注意挑选含有足够蛋白质的食物（如豌豆、菜豆等这些豆类都含有丰富的植物性蛋白质）。请注意，肉类和香肠通常不只富含蛋白质，也含有许多隐性的油脂。而瘦肉、鱼、低脂奶酪和豆类不但能让人吃饱，还不会让人发胖，因此是值得推荐的蛋白质来源。

德国营养协会建议，要注意摄取足够的碘和钙质。不过到目前为止，尚未发现因为摄取太少钙质而引起营养不良的案例。蔬果和奶制品中也都含有丰富的钙质，如杏仁、菜豆、绿花椰菜等。

此外，碘很重要，它可以让甲状腺发挥正常的功能。如果我们食用添加碘的盐并且选择加入碘盐烘焙的面包，我们的身体就可以得到足够的碘了。

● 各种"食物金字塔"

哪些食物最好，可以通过"食物金字塔"来显示。我们认为下面的图1-7是排列理想且一目了然的食物金字塔图形。

新版的美国食物金字塔

新版的美国食物金字塔是一座阶梯式的金字塔，旁边有热爱跑步、踢球等各种运动的孩子。这样一来，运动也被列为健康饮食最重要的规则之一了，虽然看起来这好像跟饮食一点儿关系也没有。

> 多运动在健康的生活方式里名列第一。

是的，光靠正确的饮食还无法让孩子变得健康又有活力。不运动的人几乎不会消耗热量，因此很容易堆积脂肪，此外血液循环也跟着不旺盛，肌肉会随之萎缩。其实，孩子只要有机会运动，都会喜欢运动的。但有三样东西会让他们越来越不爱运动——电视、计算机和游戏机。如果你明确地限制孩子看电视和玩计算机的时间，他们大概就会自动去运动了。对孩子的健康而言，限制看电视和玩计算机的时间，跟限制油脂和糖分一样有效！

3D 食物金字塔

这个食物金字塔最近由某个儿童营养研究机构推荐，它相当清楚、好记，是立体的，底部呈圆形，而且必须先将食物组合好才能立起来。

这个版本的饮食金字塔其实是根据一个非常简单的红绿灯原则：

★ 充分给孩子供应喝的东西，最好是水。

★ 充分给孩子供应植物性的食物，如蔬菜、水果、谷物制品（"充分"代表"无限制"，水和这些碳水化合物属于绿灯）。

★适度给孩子供应含动物性蛋白质的食物，如牛奶、肉类和鸡蛋等（"适度"代表不是毫无限制，也就是黄灯）。

★ 给孩子少量供应高油和高糖的食物（"少量"属于红灯）。

●红绿灯食物金字塔

我们终于得到一份合适的、新的食物金字塔，它以前面所提到的红绿灯原则的建议为基本架构。

绿灯区：无限制

我们先从"绿灯区"开始谈。这里需要重点提到的是，同样被纳入食物金字塔的饮料。没有什么比水更适合解渴的，自来水也行，欧洲大部分地区自来水的质量都是介于好与很好之间。另外，不加糖的茶或者加很多水稀释的果汁也值得推荐。牛奶和未稀释的果汁因为含有额外添加的营养成分，并不适合解渴。

不好的情况是，孩子喝了可乐、汽水等饮料，或者未经稀释的果汁，会增加每天摄取的糖分。可是面对这些受欢迎的可乐、汽水，父母应该怎

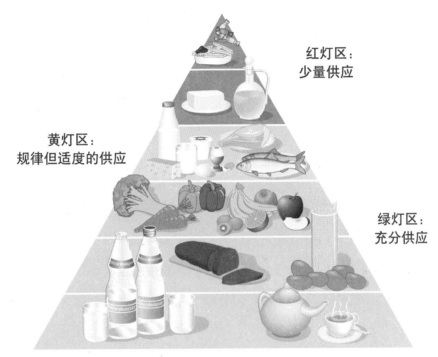

红灯区：
少量供应

黄灯区：
规律但适度的供应

绿灯区：
充分供应

图 1-7

么办呢？其实，它们是什么就应该把它们当什么，它们既然就是甜食，那么可以偶尔喝喝（孩子生日或去饭店时），但是绝对不可以经常喝。

同样位于食物金字塔绿灯区的还有谷物制品、面食和马铃薯，这些都是碳水化合物含量特别丰富的基本食物，是建立孩子营养的基础。幸好这些基础食物特别价廉物美，大可多多摄取。请记得，要常给孩子吃全麦面包、全麦面条和糙米。

金字塔的第三层也是绿灯区。其中，水果和蔬菜多多益善，但前提还是一样，烹调时要控制油和糖的用量。蔬菜、水果也富含碳水化合物，同时含有丰富的水分、维生素和矿物质。

即使孩子不怎么喜欢吃蔬果，你仍应设法持续供应各种各样的蔬果：新鲜的、冷冻的、瓶装的、罐装的，水果干或果汁都行。新鲜的水果和蔬菜非常适合当点心，甚至可以破例边看电视边吃，而削过皮和切成小块的苹果、橘子，即使是小小的"水果歧视者"也会愿意品尝一下。同时，圆白菜、胡萝卜、黄瓜或青椒都可以这么做，配上加有香草的酸奶蘸酱就成了一道任何孩子都无法抵抗的点心了。

黄灯区：适量

金字塔的第四层换成了黄色，黄色代表适度，这一层的宽度也明显变窄。一边是牛奶和奶制品，另一边是肉类和豆类，它们当然也是每日饮食中的重要成分。但跟绿灯区比起来，食用量要减少很多才符合健康饮食的要求。这一组食物绝对要限制供应的另一个理由是，在这一层里，尤其是奶酪、肉类，也含有许多油脂。由于奶制品中含有人体所需的重要的钙质，所以可以选择低脂牛奶哟。

红灯区：审慎挑选，少量供应

红灯代表："停！限制！"油脂和甜食应该少量供应。不过你不必完全舍弃不用，因为肉或蔬菜没有食用油来烹调怎么行？只要记得油的质量是有差别的就行了。从深海鱼和坚果中提炼出来的油，营养价值很高，菜籽油、橄榄油和葵花油也是不错的选择。但是，这些高质量的油不可以无限制地使用，因为它们的热量也很高。

完全无糖是行不通的，精致的饭后甜点如果没有糖怎么会好吃呢？更别提牛奶巧克力在嘴里融化时那如丝般顺滑的口感了。甜食可以短暂提升人们的愉悦感，因为它能加速释放幸福传导物质——血清素，或许这就是为什么人们总是很难及时停止吃这些美食。父母不该完全禁止孩子吃甜食，可以限制供应。从购物时就开始这么做吧！家里不必每天都备有甜食，也不必每天都有蛋糕和饼干，可以在特别的场合允许他们开心吃这些食物。油和糖让我们的餐点变得美味可口，所以在使用时更要好好掌握用量，有限制而且有计划地使用。因为无聊或者顺便吃一下时，千万别选择全是糖的汽水，或者边看电视边吃油腻腻的薯片。

“红绿灯食物金字塔”从幼儿开始适用

你是不是觉得我们漏掉了维生素、矿物质和微量元素？只要你遵照我们建议的饮食规则，并且提供丰富多样的食物，那么你大可放心，孩子绝对不会营养不良，即使他挑选的食物看起来品种很单一。

按照红绿灯食物金字塔供应食物的方式，在儿童营养研究所被称为“理想的混合饮食”。基本上这些饮食规则适用于任何年龄段的孩子，只要孩子能够参与一般的正常用餐。

> 只要每天的饮食供应正常，就不必另外补充维生素和其他营养添加品。

● 平常就应用食物金字塔

食物金字塔里的建议最好与"好好吃饭规则"相配合。为了遵循食物金字塔的规则，你要注意限制糖和油的摄取，挑选正确的食用油。你提供的饮食要包括富含碳水化合物的食物、基础食物（特别是全麦制品）、水果和蔬菜。如此一来，你的孩子就可以自己决定他想吃多少了。

请限制供应油脂和甜食，这类食物你端多少上桌，孩子就可以吃掉多少。你应该是"守门员"的角色，决定"放进"油和糖的时间、频率与数量。孩子可以再多添一些饭、面包、蔬菜或水果，但不可以多给一份布丁、巧克力、蛋糕、薯片或肥肉。如果当天或这个星期所摄取的油脂或甜食已经很多，那么这些食物就应减量或完全不端上桌。其实每一餐他都可以靠红绿灯食物金字塔中绿灯区的食物来满足"极度饥饿"感。

4岁的克拉拉的爸爸却有不同的看法："如果我让克拉拉自己挑选食物的话，那么她每天早餐都会选巧克力核桃酱，桌上反而会留下最棒的东西！"

克拉拉的爸爸忽略了一点，巧克力核桃酱特别受孩子欢迎，将巧克力核桃酱纳入供应单里丝毫不违反规则，但是一定要每天都供应吗？克拉拉的爸爸可以决定巧克力核桃酱一个星期放上餐桌几次。要是没有巧克力酱的话，克拉拉会怎么做？也许她会哭闹。但哭闹也达不到目的，一段时间

后她就会自动放弃。也许她会"测试"她的爸爸，完全不吃早餐。要是爸
爸接受她这么做，而且克拉拉最后妥协的话，这个问题也就迎刃而解了。
但如果克拉拉真的既不喜欢香肠，也不喜欢奶酪、果酱呢？没关系，还有
面包，每天都有，要吃多少都行。

重点整理 ▪■▪■▪■

请相信孩子！

孩子拥有与生俱来最纯正的能力——能为自己挑选正确的食物和量，只要供应的食物不含太多油和糖。

身材只有部分能被食物左右

孩子会变胖或变瘦，不管他是哪一种体格，绝大部分都由遗传决定。

重点是运动

如果孩子健康活泼，那么他的食量应该恰好符合需求，不管他是胖还是瘦。

多样化很重要

组合出最理想的饮食其实很简单：有什么就供应什么，越多样化越好。

混合饮食最好

供应的食物应该包含丰富的碳水化合物（但不要有太多糖），而且不太油。多吃全麦产品，植物油优先。食物金字塔可以帮助你。

Jedes Kind kann richtig essen

第二章

餐桌成为战场？

本章你将读到：

当父母管太多时，会发生什么事情：
如果你想替孩子决定他应该吃多少，是
不会达到预期效果的。

当父母管太少时，会发生什么事情：
如果你让孩子来决定应该端哪些食物上
桌以及吃饭时应该有哪些规矩，是不会
达到预期效果的。

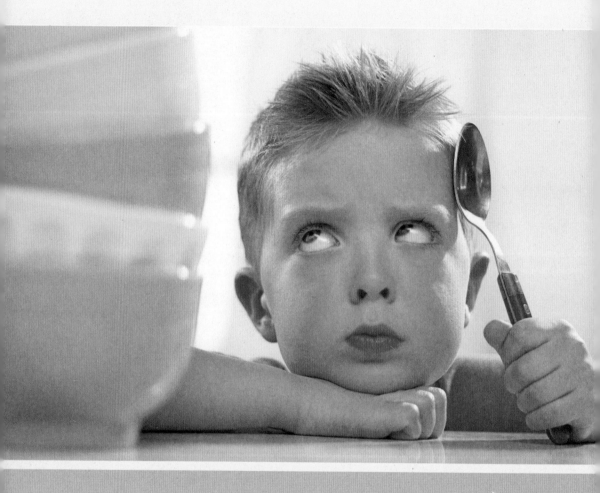

 当父母管太多时

端什么菜肴上桌应由父母来决定，这一点我们在第一章就已经详细论述了。你的孩子可以而且应该自己决定要不要吃以及想吃多少。如果你加以干涉，就是违反规则——你在"骗他吃饭"。让吃饭变成一场"较量"，这对父母和孩子都是压力，而且重点就不再是"饱"或"饿"，而是"谁赢了"。父母让孩子看见的是："这件事你不可以自己决定。"他们不相信孩子可以自己调节这么简单却重要的基本需求。

于是，孩子不再相信自己可以做到这一点，不再倾听内心的声音。如果情况继续恶化，他会慢慢有种"我的身体好像不对劲儿"的感觉，不再喜欢自己的身体。当父母"欺骗"年幼的孩子吃饭时，大部分的情况都是父母迫使孩子吃下了超出他自己所需的食物。他们会说："你一定要吃，你太瘦了。"但有的时候情形正好相反，父母给孩子吃的比他想吃的少，并告诉他："不准吃了，你会变太胖。"

“不准吃太多！”

想象一下这个情形：一个妈妈以“不准再吃了，你会太胖”为由，拒绝让她 6 岁的女儿再添一些面条、再吃一片面包或苹果。或许只是一个无心之举，但是小女孩会觉得很受伤害而且倍感压力。虽然说食物是不该整天都随手可得，但是在吃饭时间，食物金字塔绿灯区的食物，应该让孩子想吃多少就吃多少才对。

不让孩子吃，而且是因为怕他会吃个不停而将餐盘从他面前拿走，这实在是个严重的错误。幸好这种情况很少发生在婴幼儿身上。因为害怕孩子变得太胖而经常限制孩子食量的父母，我们只认识极少数。

● 删除甜食和点心

下面这个故事谈的是许多家长都很熟悉的主题：限制两餐之间的点心。

梅拉妮的妈妈来接受咨询时，梅拉妮 4 岁。梅拉妮总是在每件事情上都试探她妈妈的底线，连吃饭也不例外。全家人一起吃饭时，她都吃得很少，经常哭闹和噘嘴。有时候她什么都不吃，可是两餐之间又会要东西吃，尤其是要吃甜点。

梅拉妮好像整天都想着吃。她妈妈试着跟她沟通，一开始妈妈经常让步，直到她发现梅拉妮变胖了，胖到连裤子都穿不上。这让梅拉妮的妈妈大吃一惊，于是她停止购买甜食，三餐之间再也不给女儿提供任何食物了。接下来发生的事情让梅拉妮的妈妈完全手足无措：她逮到女儿在超市里把一包饼干塞进毛衣里，两次。梅拉妮顺手牵羊，她才 4 岁！

怎么会发展到这种地步？梅拉妮的妈妈的确运用了我们的规则，但很显然，她的煞车踩得太猛，对女儿造成了压力。只有正餐时有东西吃，从来不给一点儿甜食或真正美味的东西，这让梅拉妮很难接受。她真的很想吃，而且一定要想办法找到一些，所以在超市她就拿了。

然而，光是让步并且无限制地给梅拉妮吃甜食也不是办法，于是我们找出了下面这个解决之道。每天中午都提供给梅拉妮一小份饭后甜点。不管梅拉妮是否乖乖地把饭吃光，她都吃得到这份甜点。下午有蛋糕的时候，这份甜点就会取消。这样一来，妈妈既能满足孩子对甜点的需求又不会失去控制权。

梅拉妮爱吃小橘子，于是她妈妈买了很多小橘子。在两餐之间梅拉妮要吃多少小橘子就可以吃多少，她真的十分爱吃。第一天她吃了 18 个，其中 10 个还是一口气连续吃下去的！对梅拉妮而言，终于能好好大快朵颐一番很重要，而且还不会被骂或者唠叨："别吃了！你的裤子已经穿不上了！"这样一来，妈妈满足了梅拉妮的需求，允许她自己决定最爱吃的食物的量，而且水果是不需要被限制的。一个星期之后，小橘子渐渐买得比较少了，梅拉妮也能接受。现在她一天只吃 4 个就已足够，而且是在开始实施的点心时间里坐在餐桌边吃的。这场母女对抗赛总算落幕。

梅拉妮的妈妈以前总在让步和过度坚持之间摇摆。梅拉妮的故事说明，过多限制和完全禁吃甜食会带来压力与难以想象的后果。请相信绝对会有一种妈妈与孩子都能接受的解决之道，而且这也能避免父母与孩子的对抗。

● 野蛮的限制

另一个故事是一位年轻的小姐告诉我的。她不只不被允许吃甜食，连三餐的食量都被控制了。

24 岁的莎拉回忆道，她的爸爸从前很忙，没有什么时间陪她，而且对她也不是很关心。但是有件事情对他很重要——他要一个苗条的女儿。他严格规定她的午餐不准吃第二份，不准吃甜食，禁止女儿在两餐之间靠近冰箱。有一回她被逮了个正着，之后厨房就被上锁。她总是不断地听见"你会变胖！"这样的话。

莎拉还清楚地记得那种感觉有多么可怕和屈辱。她的零用钱很少，根本买不起零食。在 13 岁时，情况改变了，她突然有了 300 马克可以自由支配。你不难猜出莎拉会怎么使用这笔钱，两星期后就一分也不剩了。莎拉把钱全都花在了零食上，她一个人把东西全部都吃掉，偷偷地而且带着罪恶感地吃完。

莎拉的故事是个很悲哀的故事。它反映出父女之间的关系，父亲不信任女儿，不重视她的需求，对她施压并且羞辱她，连饭都不给她吃。这件事造成的压力越大，莎拉就越常想到吃。直到今天，莎拉都还必须承受这些后果：她一离开家，独自生活时，体重就迅速增加。一直到现在，即使她已经吃饱了，都很难停下来不吃。

伤害自信心

即使你不曾野蛮地把厨房锁起来，或者拒绝给孩子再添一点儿食物，但只要你有"自己的孩子真的太胖"的想法存在，就免不了想对孩子干涉与施压。你根本看不下去孩子吞下了那么多的食物。当他吃冰激凌、蛋糕或其他甜食时，你会有罪恶感。"不要再吃了，因为你会变得太胖"这句话会先在你的脑海中盘旋，然后终究还是脱口而出。小心！这种话会伤害到孩子的自信心。

请设身处地为孩子想想。想象一下客人来访时，桌上正好有你最喜欢的点心。就在你正想拿起一块来好好享受一下时，丈夫突然抓住你的手说："够了，你想更胖吗？"你有什么感受？是不是既受伤又屈辱？愤怒到想当场报复他，离婚算了？孩子听到这种话一定也觉得很难受，他不能跟你离婚，但是他可以报复你，向你证明他比你强。于是，他会开始跟你抗争，甚至更加大吃特吃起来。

●命令节食

由你自己或别人来规定孩子的节食好吗？一点儿都不好！如果你摆了减肥餐在孩子面前，那等于是一直拿着写有"不准再吃，因为你太胖"的标语走来走去一样。节食就是压力！即使大人可以自己决定要不要贯彻节食，大部分也还是有"溜溜球效应"——体重只是暂时减轻了，每次节食结束后很快又胖更多。命令孩子违背个人意愿去节食是一种野蛮的行为。因为孩子缺乏动机，所以这样做一点儿好处也没有，反而很有可能造成严重的后果——孩子变得更爱吃，而且会利用每个机会把肚子填满。他忘记自己会自我调节，而且觉得自己被虐待了，事实也的确如此。

让孩子去面对"你要不要节食？"也一样行不通。这个问题其实是个陷阱，因为里面隐含两个信息：

⭐ "你不该吃，因为你太胖。"

⭐ "如果你太胖，完全是你自己的错。真正有意志的人可以变瘦。"

而"你不准吃，因为你会变更胖"这句话只会让一切变得更糟糕！

> 帮助孩子的方法就是，告诉他："我就是爱你现在这个样子！"

●用遵守规则取代施加压力

不管孩子是否真的过重（也许只是你杞人忧天），你还是可以帮得上忙，又不会使他感到屈辱或过度限制他的自由。可以想办法让孩子多运动，如骑自行车、参加球队或者和你一起玩球，你应该不断地鼓励和支持孩子多做运动。

帮助孩子

面对甜食（包括饮料）和油腻的食物时，要适度地采购和供应，家里根本不要储备这些零食。永远不要给"胖"孩子差别待遇，食物金字塔适用于所有人，瘦孩子和胖孩子是平等的，让孩子自己决定他想要吃多少面包（全麦的）、米饭、面条、蔬菜、水果等，所有食物金字塔里绿灯区的食物都行。让他自己决定分量这件事非常重要，即便你觉得量太多也不要阻止。

父母只规定吃饭时间、点心时间，还有吃饭的规矩便足够了。

看出问题

如果孩子在很短的时间内，体重突然增加很多，背后可能有别的问题。找出原因很重要，也许你就可以帮他解决，如果自己办不到，请寻求专业协助。

给予自信

你能做而且可以做的就只有这些。请记住，你对孩子身材的影响力是有限的，但你可以大大地影响他是否喜欢自己的身体，以及他是否相信自己。如果孩子可以按照内在的声音来调节饮食，一生会获益不浅。

如果你的孩子真的过重了，第四章的内容可以帮助到你。

"多吃点儿！"

我们在小儿门诊里做的问卷调查表明，在 1~5 岁孩子的家庭中，有 20% 的家长认为："我的孩子吃太少。"从这个想法到"骗孩子吃饭"往往只有一步之差。你也认为孩子"太瘦"吗？父母最常做的就是让孩子吞下更多食物，好让他长一点儿肉，但是如何在不施压的情况下，做到这一点呢？答案是，都行不通。你必须允许孩子自己决定食量，即使他吃得很少也不必担心，但有许多家长经常违反这条规则。

●强迫喂食

强迫喂食是一种极端的方式，会对孩子造成很大的伤害。莫根罗特医生谈到了他门诊中的一个例子：

这是我见过的最糟糕的例子，发生在一个 6 个月大的小女孩身上。她的妈妈无法忍受孩子不肯接受汤匙喂食，每一次她女儿总是哭喊着把头扭开。有一天，正好这位妈妈自己身体不舒服，于是她在绝望中，粗鲁地把汤匙塞进孩子的喉咙。当这位失控的母亲带着孩子来门诊时，我竟然发现，孩子的上颚都被撕裂了。小女孩因为无法吞咽，必须立刻住院治疗。

不是只有演变成这种最严重的儿童虐待行为才叫强迫喂食，其实，只要是违背孩子的意志喂食都算强迫。

我曾听一些家长谈过，因为孩子会反抗，而且会把大部分食物都吐出来，所以他们在浴缸里喂孩子吃东西。也有些家长一再把奶嘴强行塞进小宝宝的嘴里，直到看他喝完为止；有些家长会抓住孩子的头，让他无法把头转开；有的是掐住孩子的脸颊，或是把孩子的鼻子捏着，好把食物灌进张开的嘴里；有的等到孩子尖叫时，一口气把食物塞进他的嘴里；有的把汤匙伸进咽喉，只要汤匙伸到舌根，孩子就无法用舌头把食物推出来……这些残忍的"技巧"在上一代还非常流行，当你自己还是小宝宝时或许也曾被这样喂食过。事实上，在德国，一直到了 20 世纪 70 年代，哺乳还算是少数，对几周大的小宝宝就已经使用汤匙喂食了。汤匙必须伸及食道口，否则小宝宝会立即用舌头把食物全部都吐出来，在前 4 个月内他们这么做是条件反射。现在大家都明白，提早用汤匙喂食根本就是荒谬的做法。

较大的孩子仍然经常出现被强迫喂食的情况，这么做的父母都是因为绝望无助。然而小时候有这些经历的人，永远也忘不了。有位妈妈告诉我，她小时候如果没有把放在面前的那份食物吃完的话，就会挨打。如今这位妈妈喂她儿子吃饭时也碰到同样的问题，我一点儿也不意外。

另一种"比较无害"的强迫方式也很流行，比如盘子里的食物要吃光，否则不准站起来，哭也没用；菠菜一定要吃完，不管有多痛恨它等。每一个小时候被强迫吃下东西的人都知道后果是什么。有时候即使过了好几十年，一想到那种场景都还会出现恶心、不舒服的感觉。强迫喂食是父母绝望无助的行为，对任何人都没有帮助，甚至会造成许多伤害。如果你觉得自己和这些父母一样，请与儿科医生谈一谈。身为父母，你需要协助与支持。

●"你不爱我！"

强迫喂食有时也会在暗地里进行，你或许可以设身处地好好想一想这个情形：

婆婆的奶油蛋糕

想象一下，你受到了婆婆的邀请。她忙了好半天，然后端出了一个很大的奶油蛋糕上桌。偏偏你最讨厌吃奶油蛋糕，而你又不想让她失望。你知道要是一口都不吃的话，对婆婆是种侮辱。婆婆一定会推论出："她不吃我用爱心烤的蛋糕吗？啊，她不喜欢我！"虽然你觉得这种推论荒谬至极，但你还是很勇敢地吞下了一块蛋糕。当婆婆满怀期待地看着你问"好吃吗"的时候，甚至在你还来不及抗议时，第二块已经放在你的盘子上了。这种情况下你不会很有压力吗？你最想怎么做？还会期待下一次再去婆家吃饭吗？

爱不是来自胃

有类似行为的家长不在少数，例如奥尔加斯的妈妈：

奥尔加斯的妈妈会特地为孩子做饭。她把餐点放在孩子面前并满怀期待地看着她吃。要是两岁的奥尔加斯拒吃的话，她会觉得很受伤，并由此推论说："我是满怀着爱为你煮的，你却不接受我的爱。你不喜欢我，好伤心！"

奥尔加斯感受到两样东西：妈妈过度的期待以及自己什么都不吃或吃很少时，妈妈的极端失望。

你现在大概很能体会奥尔加斯的感受了吧，这跟你在婆家的那个情形很类似吧，但是奥尔加斯更为难：如果她什么都不肯吃的话，会被妈妈喂，你婆婆总还不至于这么过分吧；而且，奥尔加斯每天会感受到好几回来自妈妈的压力，相对来说，你偶尔才必须在婆家吃饭。

有时候奥尔加斯也会很有礼貌和"贴心地"把食物都吃光，这时她妈妈就会很快乐，并且大大夸奖她。但是大多时候，奥尔加斯都不是很有礼貌，她通常不喜欢吃，而且她会很明显地表现出来。她把食物溅得到处都是，又是哭闹又是尖叫，试图从她的高脚椅上站起来或跑来跑去。当她被喂食时，常常把头扭开或拍打汤匙。这时她的妈妈会很沮丧，有时候会失去耐心并且大声咒骂，有时候会让步，让奥尔加斯一边吃饭一边满屋子跑，全看妈妈的心情而定。

长久以来，奥尔加斯的妈妈都没有察觉到自己是在对女儿施压。她把吃饭跟"你好乖"以及"你爱我"画上等号。不吃饭对她而言代表"你不听话"以及"你不喜欢我"。奥尔加斯感受得到这些，但是她不明白：这跟吃饭有什么关系？难怪奥尔加斯不怎么喜欢吃饭，难怪她常常反守为攻，通过拒绝一切来"处罚"她的妈妈。尽管如此，奥尔加斯的体重仍然一直在增加。她那与生俱来的调节系统一直都运作得很好，所以她其实吃得足够了。然而母女关系却受到这不必要的压力干扰，使得两人每次吃饭时都很紧张。奥尔加斯的妈妈每天除了三餐之外几乎没办法去想别的事，所以几乎整天都很紧张。

奥尔加斯的妈妈必须了解，对女儿的关爱不是通过胃来实现的。即使女儿通常吃很少，甚至偶尔什么都不想吃，但自己依然是个好妈妈。她必须了解，奥尔加斯能够完美地调节自己的食量。

在妈妈所施加的这么多压力下，奥尔加斯还是一口都不肯吃。没有这些压力，奥尔加斯的总食量可能也不会更多，她也不需要，因为她的成长曲线完全正常。妈妈和孩子在没有压力和紧张的气氛下吃饭，绝对会更有乐趣。

● 厨房标语

理论上，奥尔加斯的妈妈明白这一切，但她一直无法照做。那份不信任感太深，而且大多来自自己童年的"不愉快经历"。所以，我们一起想出几句可以让她贴在厨房里的标语来帮助她：

⭐ "只要你健康又快乐，不管你吃多吃少，我都无所谓！"

⭐ "不管胖瘦，我都爱你！"

⭐ "我相信你会取你所需！"

⭐ "我接受你现在的样子，不管你吃多少都无所谓。"

⭐ "没有一样你爱吃的？没关系！"

另外一项建议对奥尔加斯的妈妈会有很大的帮助。她总是"特地"为女儿做饭，自己并没有一块儿吃，理由是："我光看到这些食物就会胖。"所以她总是坐在一旁，目不转睛地盯着女儿吃。请站在奥尔加斯的立场想一想，光是妈妈那殷切的目光就已经构成压力了！后来，奥尔加斯的妈妈会盛一些食物在自己的盘子里，并且每一餐都陪女儿一起吃，她开始把注意力集中在自己的食物上，不再过度地注意奥尔加斯的食量。

如果你跟奥尔加斯的妈妈一样，很难"忍受"孩子的食量那么小，请注意不要施压。我们在附录里制作了一些可以剪下来张贴的"厨房标语"，如果你的孩子已经会认字，或者会背这些标语并可以偶尔提醒你注意的话，这些标语就更有帮助。

● "不吃青菜就没有点心！"

"先把盘子里的食物吃光，否则就没有饭后甜点！"这句话经常成为家长的口头禅。如果孩子"乖乖地"把饭吃完，他就可以得到一份甜点作为奖励。如果他没有"乖乖地"吃完，就没有甜点（或者在他哭闹够久以后才有）。很多父母都这么做，我承认我以前偶尔也会这样对待我的老大和老二。现在我知道了，这样做是得不到什么好结果的。为什么得不到呢？有一项关于吃饭奖励的研究是这样的：研究人员将学龄前的儿童分成两组。其中一组儿童尝试某种新菜时，会得到奖励，另一组则没有奖励。得到奖励的孩子接下来会出于自愿常常挑这道菜来吃吗？不会！正好相反。他们对这道菜视而不见。奖励并没有发挥鼓励的预期效果，反而让新菜肴失去价值。因此，一顿有饭后甜点作为奖励的饭，反而成了压力，结果与想象的会背道而驰。

奇怪的逻辑

也许通过丹尼尔的故事你可以看得更清楚。他的妈妈想出了一些非常特别的点子：

丹尼尔快 3 岁了，吃饭的习惯却很不好——他的妈妈这样认为。虽然他完全可以自己进食，但几乎每次都由妈妈喂他吃饭。他不爱吃蔬菜，很爱吃甜食，尤其是巧克力！如果他妈妈想喂他吃青菜，他多半会闭上嘴。

丹尼尔的妈妈知道怎么做会有用。她从柜子里拿出一根巧克力棒："你看，宝贝，如果你把饭菜都吃光，这根巧克力棒就是你的。不然我们就去邻居家，把巧克力棒送给你的朋友米莉安。"丹尼尔当然不肯。于是他张开嘴巴，让妈妈喂他吃下几口蔬菜。

这是什么逻辑？隔壁的米莉安跟丹尼尔吃蔬菜一点儿关系都没有，这根本是勒索。看起来有效，因为丹尼尔是吃下了一点儿蔬菜，但是丹尼尔吃的时候是什么感觉？他是带着轻蔑的态度把蔬菜吞下去的，这样他才能拿到巧克力棒，而不是把它送给米莉安。他会想："我现在得把这些可恶的蔬菜吃下去，才能拿到巧克力。妈妈很过分呢！我恨蔬菜！"他生妈妈的气。以这样的方式他会学会珍惜蔬菜吗？当然不会。这种"奖励"的方式让他更恨蔬菜。他必须吃一些不喜欢的东西，才能得到喜欢的东西。他觉得这么做很离谱，事实上也的确如此。

但是丹尼尔的妈妈却相信必须坚持这么做。她的理由是：

★ 没有饭后甜点，丹尼尔根本不吃蔬菜。

★ 如果丹尼尔无论如何都能得到饭后甜点，那么他就会只吃甜点，其他的什么都不吃。

我们知道，很多父母都是这么认为，而且同样很难放弃这种勒索式的方法。可惜，"甜点绝招"无效！丹尼尔的妈妈从未多花一点儿时间尝试，在不施压的情况下，让儿子对蔬菜感兴趣。她不相信儿子能从她供应的丰富食物中，选出自己所需要的。而事实上他是做得到的，他的内在调节系统运作得很完美。也许他需要的蔬菜比他妈妈认为的少，但毕竟他还挺喜欢吃苹果和香蕉的，而且他常常喝果汁。也许他要晚一点儿才有胃口吃蔬菜，幼儿总是对他们不认识的菜肴持保留态度，父母要有耐心持续重复地供应这些菜，用勒索来施压只会起反作用。

丹尼尔的妈妈担心她的儿子可能只吃甜点也是毫无道理的。甜食和油腻的食物（食物金字塔里的红色区域）本来就只能有限度地供应。如果丹尼尔拒吃蔬菜的话，他就不该得到一整块巧克力，而应该只得到妈妈规定他当成饭后甜点的那一小块而已。这一小块是这一餐的一部分，正如那份蔬菜。丹尼尔可以从妈妈提供的食物里挑选出自己想要吃的，而只会得到少量供应的巧克力。他绝对可以吃到他的那一块，但没有更多。

饭后甜点不是非得天天有，而且也不一定是甜的。如果是水果的话，你可以让孩子自己决定量。不管他是否吃过正餐或者已经吃了多少，那并不重要。丹尼尔之前把胡萝卜留在盘子里，而饭后得到了一大块哈密瓜，难道这样算违反规则吗？

我的儿子克里斯托夫不久前曾对"甜点绝招"这个主题下了一个聪明的批注，他的想法是：如果妈妈想要她的孩子喜欢胡萝卜的话，她不可以答应孩子饭后会给他巧克力布丁，这样孩子会觉得胡萝卜像一味苦药。妈妈必须逆向操作。她可以这样对他说："你看，如果你把巧克力布丁吃完，就可以得到这些很棒的胡萝卜作为奖励！"

也许他真的说对了。我承认这招很狡猾，是让孩子对蔬菜感兴趣的绝招，但我并不建议你这么做。

● 更多招数

很多家长凭借出自善意的招数对孩子施压。他们顺利地从"强迫喂食"过渡到"用绝招喂食"。有一个非常普遍的做法是，趁饮食习惯不好的孩子睡觉时，用奶瓶灌他们牛奶或婴儿米粉。

半睡半醒时喂

15 个月大的路易莎白天几乎什么都不吃。她不喜欢用汤匙，也常常拒用奶瓶。尽管如此，她的体重还是正常增加，正如她的成长曲线所显示的一样。有人建议她爸妈："让她在夜里喝奶，她就不会察觉！"于是他们就把奶嘴剪了一个大洞，把浓浓的婴儿米粉倒进奶瓶里。路易莎每晚都会喝掉五大瓶，大约是 1.5 升的婴儿米粉。

这个分量绝对够发育成长之所需，但路易莎错过了许多事：她学习不到自己决定吃什么和想吃多少，因为她白天从来都不饿。也因此，当全家人一起吃饭时，她只能在一旁喧闹不止。与家人共餐的社会性学习并没有发生，路易莎学到的是另一项不正确的观念：喝奶和睡觉是一起的。因为她在夜里喝奶，所以她无法一觉睡到天亮。只有逐渐减少夜里喝奶的次数，最后完全不喝，才能解决这个问题。这么做之后，路易莎才能对一般的食物感兴趣。

夜里用奶瓶喂奶这个方法，是个不好的习惯，虽然在短期内可以帮助入睡，但是长期却会影响孩子的一夜好眠（请参考《每个孩子都能好好睡觉》）。或者也可以说它是一个可以在不知不觉中，把食物灌进孩子嘴里的招数，然而代价却很高，随着孩子年龄的增长，这将会阻碍他正常地与家人共同进餐。

声东击西

两岁的蒂姆有一整排玩具摆在桌上，在玩具消防车和泰迪熊之间总是会插进一根汤匙。有时候妈妈一边喂他，一边讲故事给他听。爸爸则是试着用"直升机绝招"——在汤匙降落到蒂姆嘴里之前，爸爸会先伸长手臂让汤匙转个几圈，同时还用嘴唇制造轰隆隆的直升机噪声："扑扑扑，直升机要飞进去了！把门打开！扑扑扑！"

贾丝明，现在8岁了，她的饭菜是做成一口大小的，放在盘子上，然后在电视机前面吃。"这样一来她根本不会注意到她吃的什么。"她的妈妈这么说。

莱昂，3岁，吃饭时可以在厨房里跑来跑去。只要他一来到父母身边，他们就立刻试着"塞"一点儿食物进他的嘴里。但他们觉得莱昂从他们这儿"拿走"的越来越少了。

分量充足

有些父母对孩子施压的方式是给孩子装过多的食物在盘子里，逼他们吃光。

12 岁斯文的妈妈就是这样。她知道，斯文肚子饿时情绪会非常坏。所以，她总是帮他把盘子盛得满满的，并且要求他全部吃光。她的理由是："如果你现在不吃饱，等会儿你会很饿，而且会饿得大吼大叫。你现在也该肚子饿了吧！所以开始吃吧，全部吃完！"午餐时他们经常发生争吵，斯文对着食物咒骂，不停地翻搅盘子里的食物，有一回他甚至朝盘子里吐口水。母子俩都越来越受不了这种情况。

比较好的做法是，只盛少量的食物在盘子里，给孩子机会说出"我还要"。当盘子总是盛得太满时，孩子便会反感并且抗拒。

● 压力或招数都没用

前面所描述的方法，不管是极度施压、甜点绝招还是声东击西，它们有一个共同点，那就是都不能从根本上解决孩子的吃饭问题。孩子反而会更加抗拒吃饭。他们会抵抗，不然就是反守为攻。他们发现可以用"我就是不吃"这句话来勒索父母，而且总是能以这个方式来决定吃饭的规则。

当父母施压或者使用招数时，他们并没有遵守好好吃饭规则，他们是在"欺骗孩子吃饭"，尝试把食物强灌进孩子嘴里。记住，父母的任务只是挑选食物并把它们端上桌，如此而已。

也许，在某些特殊情况下要遵守这条规则特别困难，但是无论如何还是要遵守。4 岁的玛丽亚的故事就说明了这一点。这个故事很特别，因为玛丽亚是个相当特别的小女孩，她很容易做出极端反应。

有一天，玛丽亚吃胡萝卜的时候严重噎到了，有一大块胡萝卜卡在食道里。她很痛，一直哭，而且心跳加速、全身冒汗还呕吐。一个星期后她又被一块面包噎到。其实这次没有那么严重，可是她的反应还是一样。从那时候开始，玛丽亚就不肯吃固体食物，拒绝任何必须被嚼碎的东西。

渐渐地，玛丽亚越来越排斥食物。她甚至不吃被压碎的食物了，只吃糊状的。当爸爸周末在家时，情况更糟。爸爸无论如何都要她吃点儿东西，他帮她准备奶瓶，跟在她后面跑，她妈妈甚至连浓汤都为她打成糊状。但情况越来越严重，玛丽亚瘦了两公斤，最后她甚至拒绝吞自己的口水！

刚开始，父母很能理解玛丽亚吃东西会有问题。但是他们越是努力督促她吃东西，情况就越糟糕。当情况已经糟到不能再糟时，她的妈妈想到了一个好主意：玛丽亚每一餐都必须和大家一起坐在餐桌边吃。每餐既有一般的菜，也有一碗打成糊状的汤。当玛丽亚开始哭着说"我什么都吃不下"时，她的妈妈就很慈爱但每次都坚定地回答："桌上有你可以吃的东西呀。"她不再施加任何压力，连续好几个星期都是如此。玛丽亚先是在亲戚朋友家重新开始吃起固体食物，渐渐地也开始在家里这么做，现在她又什么都吃了。这件事已成为过去。玛丽亚很快又补回了失去的体重，甚至还胖了一些呢。

压力对小宝宝也无效

如果你对施压无效论仍然质疑的话，请再看看下面的这个实验。彼得·赖特（Peter Wright）在 1980 年对婴儿与母亲进行了一项科学研究。他将参加实验的宝宝分成两组：一组吃母乳，另一组吃配方奶粉。两组当中都有出生时体重特别轻及体重正常的宝宝。赖特发现，所有接受哺乳的宝宝，体重增加得都一样好，不管他们出生时体重是太轻还是正常。在"配方奶粉宝宝"的那一组结果就不一样了，那些出生时特别瘦的宝宝经常会被他们的妈妈积极地喂食。即使宝宝把头转开，奶嘴还是会被硬塞进嘴里。而且妈妈越是积极，宝宝就喝得越少。

换句话说，宝宝瘦弱且体重轻的妈妈很担心孩子"太瘦"。她们要设法帮助孩子发育得更好，于是对孩子施加压力。哺乳的妈妈就没办法这么做，因为她们就算想要施压也做不到。用奶瓶喂食的却极有可能，但是孩子会抗拒，而且吃得更少。如果喂配方奶粉的妈妈有个瘦弱或早产的宝宝，很容易在喂食时行为过当、给宝宝施加压力。妈妈的心情我们可以理解，但其实体重太轻和早产的宝宝也能自己调节需求量。

● 为什么父母管太多

哺乳会产生积极的效果，这也是因为哺乳是无法对宝宝施加压力的，这一点跟我们第一章所介绍的研究结果相符。研究显示：几乎所有的妈妈在宝宝6~7个月内都很满意他们的饮食行为，而这些宝宝几乎全都还在吃母乳。

但是当孩子大一点儿时，许多父母便改变了想法，突然变得紧张起来："我的孩子吃得太少！我的孩子太瘦！"越来越多的父母在孩子两岁以后都这么说，4~5岁的儿童家长中更有20%都会如此断言！你现在知道了，这其实都是错误的假设。怎么会有这么多父母误以为他们的孩子吃得不够呢？可能有各种不同的原因。

喝汤的卡斯帕

1845年首度出版的《蓬头彼得》^①里有一段情节是描述一个双颊红润的健康男孩突然不想吃饭。我在这里摘录几句：

"卡斯帕是个健康的胖小子，有着圆乎乎的身体、红扑扑的脸颊，总是乖乖地坐在桌边喝汤。而有一回他开始大叫：'我不要喝汤！我不要！我不要喝我的汤！我不喝！我的汤我不喝！'"

刚开始还"圆乎乎"的胖小子日渐消瘦，最后瘦得"像一根线"，到第五天就死掉了。

从前也有人讲过"喝汤的卡斯帕"这个故事给你听吗？你相信这个故事吗？这个故事可能至今还萦绕在德国父母的脑海里，所以才会有这么多

---

① 《蓬头彼得》(*Struwwelpeter*)，为海因里希·霍夫曼所创作的德国经典童书，用一连串的寓言故事教导孩子养成正确的生活习惯。——编者注

的年轻父母始终担心他们的孩子可能吃得不够。

我无法想象卡斯帕竟然有这么大的影响力。或许可能正好相反，在喝汤的卡斯帕这个故事里，把关于吃饭的偏见和恐惧推向了极端，而且这些偏见是好几代父母心中一直都存在的。然而却从来没有像今天错得这么离谱过！

患有重病（对青少年来说厌食症也算重病）可能是持续不吃东西的原因。父母必须找出原因并加以治疗，施压和强迫是没有帮助的。记住，"因为抗拒食物"而饿死是不可能的。

怕自己的孩子饿死似乎是人类一种原始的恐惧。只要回想一下几个世纪以前的人们，在贫穷和难以取得食物的年代求生存，产生这种恐惧是有根据而且合理的，它使父母竭尽所能给自己的孩子供应足够的食物。可是今天这种恐惧不再有帮助也没有必要，反而会成为一种障碍。

你知道吗？

之所以会有"我的孩子吃得太少"这类如此普遍的错误假设，另一个原因是：父母通常不了解孩子的身体在不同时期发育的所有细节。他们观察到孩子吃得很少，于是开始无谓的担心。请先试着回答下列几个问题：

★ 婴儿在第一年里每个月增加的体重占体重的百分之几？
★ 幼儿满两岁起，每个月增加的体重占体重的百分之几？

你大可放心忘却的偏见和恐惧

偏见和恐惧	"我……"的信息
"健康的孩子是'圆乎乎的',而且有红润的双颊。"	瘦小白皙的孩子同样也可以很健康。
"不吃饭的孩子就是不乖,而且迟早会受到惩罚。"	吃不吃饭跟饥饿和饱足有关。为了吃饭或不吃饭而受惩罚或奖励是没有意义的。
"如果孩子不肯吃饭,在短短几天内就会饿死。"	不脱水的情况下,孩子一直没有进食还是能支撑些时间,例如生病时。之后他们很快就会胖回来。
"抗拒食物的孩子会饿死。"	一个健康、得到足够食物的孩子是不会饿死的。

答案:婴儿在第一年里每个月所增加的体重约为它体重的10%。从两岁起就只有1%,想不到吧!你现在有没有觉得孩子长大,食欲跟着变小的情形比较合乎逻辑了?很多父母都没想到这个关系——

脂肪减少,饥饿感就会减少

图2–1显示:孩子满1岁后,体内的脂肪含量会变得越来越少,婴儿肥渐渐消失,孩子会越来越瘦。到约6岁时达到脂肪含量的谷底,随后脂肪含量会再度上扬,女孩比男孩明显。父母应该好好想想这个联系,当婴儿体重增加时,增加的主要是脂肪。所以,在出生后头几个月里,孩子的体重会随体内脂肪的增加而加倍增长。

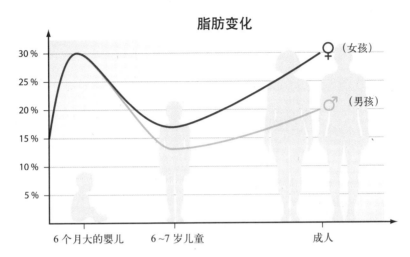

脂肪变化

"婴儿肥"越来越少,到6~7岁时降到谷底。

图 2-1

孩子的身体需要很多能量,也就是很多卡路里。当上幼儿园的孩子的体重增加时,他增加的不是脂肪,而是肌肉。增加肌肉需要的能量就少很多了,所以一样是增加体重,幼儿园的孩子所需要的卡路里比婴儿要少很多。

相信孩子的内在声音

不光是这类知识的缺乏造成父母在吃饭时对孩子施压,此外,也因为很多父母根本不敢相信幼儿能够自己完美地控制营养摄取,也不相信他们的内在声音能运作得那么好。不要掩盖这个内在声音,要相信孩子有这份神奇的能力,这是教育孩子好好吃饭的最佳方式。

重点整理

压力有害无益

当父母想要左右孩子吃多少时，就是管太多。他们施加压力却徒劳无功。压力和强迫只会引起孩子的紧张，而且永远得不到什么好结果。

扣住食物是一种压力

"你不准吃，因为你太胖。"父母说这句话就是在施压。孩子被扣住食物，也因此觉得受到虐待，于是更会有事没事就想吃。

强迫吃饭也是一种压力

"你一定要再多吃点儿，太瘦了！"这种话同样也代表压力。家长常以强迫、奖励或耍花招来使孩子进食，反而导致孩子对食物反感。他们会更加抗拒食物，最糟糕的是，完全失去食欲。

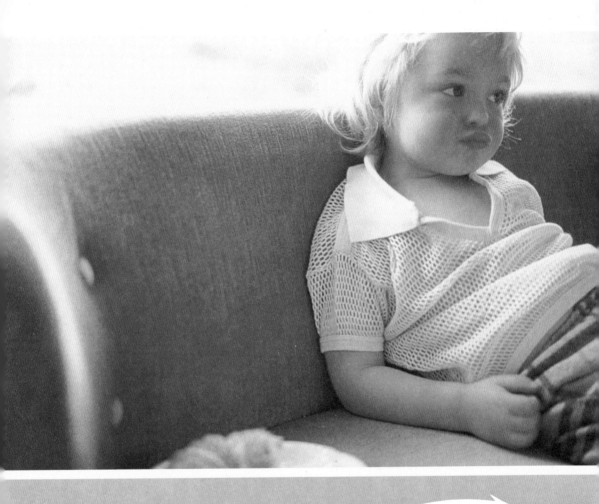

 当父母管太少时

决定端什么菜上桌、规定何时吃饭以及用餐时有哪些规矩，是身为父母的职责。如果你将部分或全部的职责留给孩子，那就是你做得太少了。要孩子做这些决定是对孩子的苛求，孩子的自我调节能力、他的内在声音此时全都派不上用场！有规律地进食、良好的用餐规矩、互相体谅以及关于健康饮食的知识，这些都必须由父母传授给孩子。特别是当父母担心孩子吃得不够时，做父母的就会时常让步并且任由孩子做决定。

“听命”做饭

当父母“听命”做饭时，就是让孩子决定端什么菜上桌。

5 岁大的塔尼娅活脱脱就像个小公主。她有一双湛蓝的眼珠和长长的卷发，每个人看见她都会称赞她。周末有客人来访时，她上演了下面这出戏。

午餐时，特别为孩子准备的菜肴有烤鸡配薯条和蔬菜。塔尼娅坐在桌边，看着煮好的食物，却噘着嘴生气：“我通通不喜欢！”她的妈妈立刻站起来说：“你想吃什么，小宝贝？”“我要吃意大利面！”塔尼娅妈妈立刻搁下自己的食物不管，替她的小宝贝煮起了意大利面。

好戏还没结束，当意大利面放在塔尼娅的面前时，塔尼娅继续哭闹："上面没有奶油！我不喜欢没有奶油的！""没问题，小宝贝，妈妈给你加奶油。"塔尼娅的妈妈赶紧站起来，放了一些奶油花在意大利面上。这时塔尼娅才开始吃面，可就吃了一根，她又开始抱怨："你放太多奶油在上面了。这样吃起来很恶心，我要吃别的！"

这时塔尼娅妈妈没有再"听命"去做另一道菜。而是从柜子里拿出甜食，好让她的"小宝贝"多少吃点儿东西。这种情况经常在塔尼娅和她的妈妈之间出现。当塔尼娅不喜欢妈妈提供的食物时，她就撅起嘴，然后就会得到其他的东西。塔尼娅学到了一件事，那就是餐桌边不只是吃饭，也讲权力，应该由她来决定煮什么。她撅嘴、她要求，就会得到"额外的好处"和甜食。她的行为真是太离谱了，然而通常她的妈妈都很配合。要是妈妈偶尔坚持不愿意给塔尼娅其他食物，塔尼娅便使出她的撒手锏："那我就什么都不吃！"这招永远有效，妈妈立刻投降，因为"孩子总得吃点儿什么嘛"！

你想吃什么？

对于 7 岁的雅尼娜和她的妈妈来说，吃饭时间也几乎等于紧张时间。雅尼娜的妈妈也是"听命"做饭的，不过她不像塔尼娅的妈妈那样一道接一道地煮上好几道菜，而是接受"点菜"。在雅尼娜早上上学之前，她的妈妈会问："今天午餐我该做什么呢？"雅尼娜可以随意挑选，或是她的妈妈先建议各种不同的菜，然后由雅尼娜来选。

当雅尼娜放学回来时，她想吃的食物已经热腾腾地摆在桌上了。尽管如此，吃饭时还是常常很紧张，大部分菜雅尼娜都吃很少。她常说："我不喜欢吃这个。"雅尼娜的妈妈虽然不会再做其他的食物，但她每次都很生气："怎么，我还特别问过你！是你说要吃土豆泥的！现在怎么可以又说不喜欢吃呢？"雅尼娜必须把食物吃光，才被准许起身离开餐桌。雅尼娜的妈妈每天都问她女儿："你想吃什么？"然而却没有意识到，她因此让雅尼娜处在了压力之下。雅尼娜无法自由决定是否要吃妈妈所供应的食物。一个"听命"点菜的孩子已经失去拒绝的自由。如果她还是拒吃的话，妈妈想当然会觉得受骗和受委屈。也因此，她每天一再动怒。雅尼娜的妈妈应该少问一点儿，而由自己决定端什么菜上桌，还应该让雅尼娜自己来感觉什么最好吃，以此来引导女儿做决定。当雅尼娜拒绝那道菜时，妈妈不需要觉得受委屈，她可以尽情享受自己的食物："真幸运！今天这道菜我觉得特别好吃！我可要好好享用一番！"

永远都是一样的

父母做得太少而让孩子来决定吃什么还有另一种下场，还记得那个每天除了8杯酸奶，什么都不吃的小男生吗？他的父母虽然没有听命"做"各种不同的菜，但是他们正好把他"点"的那一道放在他面前。把水果酸奶当成唯一的食物，而酸奶不仅高脂而且高糖，所以那个小男生才会那么胖。

有的父母会投孩子所好，供应奶油煎饼和薯条。这样一来，孩子就不会扩大他们的偏好了。当父母管太少，自己又受到孩子那句有魔力的"那我什么都不吃"的影响，总是将孩子"点"的菜端上桌时，有些孩子就会产生奇特的偏好。

3岁的菲利普已经上幼儿园了，但是他却还是靠奶瓶来摄取营养。他早晚各喝半升的燕麦粥。另外，他只吃某种特定的松脆面包，而幼儿园里的午餐他几乎完全拒吃。

两岁大的菲利克斯从出生后的第6个月起，就开始完全用奶瓶喝流质的谷物粥来摄取营养，一天要喝8~9瓶。有时候他吃晚餐得要花上3个小时，因为他要连续喝上4瓶。

菲利克斯和菲利普这两个人的饮食习惯尽管很奇特，但他们依然很健康而且体重增加得很均衡。他们的内在调节系统运作得很好，而且幸好，父母供应的食物养分符合食物金字塔，包含了很多谷物。虽然如此，吃饭这件事对父母和孩子来说都是很大的负担。父母应该多管一点儿才对，不应该只端孩子要吃的食物上桌，供应什么应该由父母来决定！父母也应该决定，从哪个年龄段开始，孩子不使用奶瓶摄取营养了。

毫无节制的饮食

如果吃饭时既无规矩也无礼仪，餐桌就会变成战场。如果允许孩子来决定吃饭时间和吃饭规矩的话，结果会如何呢？

●方式

如果让孩子来决定吃饭时间，后果会很糟糕：有的孩子总是叼着装满茶或果汁的奶瓶跑来跑去；有的孩子夜里还要喝点儿奶和吃点儿东西；有的孩子总是手里拿着一些吃的；有的孩子吃饭时从来不饿，因为他们整天都能得到东西吃，而且还吃了很多甜食……我们甚至会看到有些妈妈背着一整袋装满食物的保鲜盒到儿童游戏区。

如果父母按照固定的时间供应三餐，再额外加上 1~2 次点心，而且要孩子坐在餐桌边才提供的话，这一切问题都能迅速得到解决。父母每次听到孩子苦苦哀求食物时就应给他明确的答案，比如："再等一下，马上就吃午饭了。"

吃饭时间越规律，两餐之间肚子饿时就越不会那么紧张，孩子也就越能养成利用吃饭时间好好吃饭的好习惯。因为这中间他得不到任何吃的东西，夜里更不会有。

如果由孩子而非父母来决定吃饭的规矩，会产生什么后果呢？除了紧张，还是紧张！很多孩子就是不坐在他们的位置上，有的甚至在椅子上跳来跳去；很多孩子随便拿点儿什么，然后就坐在电视机前或者坐在玩具之间吃，然后把吃剩的食物留在那里；有的孩子一边挑剔食物一边又叫又骂，还把食物弄得到处都是；有的孩子还会下命令："妈妈，去帮我拿盐来！"或是："你去给我煮点儿别的！"

很多父母希望孩子能有礼貌又和善地对待自己、关心别人、好好使用刀叉、帮忙整理餐桌……其实，与家人共餐是非常宝贵的学习这些品质和习惯的机会。孩子大部分的社会性学习都是在餐桌边进行的，父母千万别错失良机！

父母必须设定界线。可惜吃饭时间是个特别热门的较量战场。如何避免较量并且贯彻执行行为规矩，在《每个孩子都能学好规矩》一书中有更详尽的叙述。

太多或太少？

有时几乎无法确定在吃饭这件事情上，父母到底是管太多还是管太少了。然而不管是太多还是太少，紧张是难免的。

当父母对孩子施压，好让孩子吃饭，就是管太多，通过玩具或电视来转移注意的招数也算其中的一种。

当父母让孩子自己决定吃饭的规矩时，就是管太少。结果可能是孩子只有在手上有玩具、有书，或者只有在看电视时才会吃饭。

以身作则

做孩子的榜样当然也很重要，如果你告诉孩子应该吃"健康"的谷物麦片，自己却叼着一根烟，端着咖啡坐在一旁，就不太有说服力了。我碰到过因为孩子的食量很少而非常担心的妈妈，但她们却很少或从来不和孩子一起吃饭，有些妈妈的理由是："我的食量也不大"，"一天吃一餐对我来说就够了"，"光看到食物我就觉得发胖了"。

"旅馆妈妈"

最近有对夫妻满脸苦笑地向我描述，他们家那两个 3 岁和 5 岁的儿子，通常是怎么吃晚饭的。爸爸晚上 6 点回到家时已经很饿了，妈妈会立刻把午餐时就给他预留好的那一份食物加热给他吃。于是他坐在厨房里，打算好好吃点儿东西。但是蒂姆和塞巴斯蒂安肚子也饿了。他们一个在左，一个在右，"挂"在爸爸的盘子两边，又是哀求又是偷吃，爸爸总是拿他们没办法。而这时，妈妈正急忙为两个小男生准备晚餐。

妈妈的紧张还没完。爸爸吃完饭，很舒服地坐在客厅的电视机前面，而两个小男生开始坐在厨房的餐桌边吃饭，妈妈则跑来跑去地"听命服务"，甚至没办法一起坐下来吃饭。孩子吃饭经常还会吵闹，因为他们要去爸爸那里，他们也要看电视。一会儿，他们就拿着剩下的晚餐跑到客厅去了。于是，妈妈开始一边自顾自地埋怨，一边收拾厨房。她很生气，她先生一点儿都不帮忙。（在谈话时，那位爸爸非常严肃地跟我说："我应该帮她收拾厨房吗？请您别让她再有这种想法！"）在孩子上床睡觉后，她才能为自己做晚餐，而且也是在电视机前面吃！

这对父母在角色分配与晚餐的进行方式上必须有所改变，才能改善两个儿子的行为。我们共同找出了下列的解决之道：即刻起，不在电视机前吃饭，所有的人都一起坐在餐桌边吃饭。肚子饿的爸爸必须稍加忍耐，等到饭菜全部都准备好才行。如果他觉得等太久，可以动手帮忙准备晚餐。

妈妈中午时可以多煮一点儿，也预留一些给孩子，这样他们就不必偷吃爸爸的那份了。妈妈不再"听命"准备晚餐，而是每个人各取所需。如果晚餐很顺利的话，就准许蒂姆和塞巴斯蒂安看半小时电视。要是他们吃饭时太吵闹或吵架的话，就不准看电视。

谁来收拾餐桌呢？我的建议是，蒂姆和塞巴斯蒂安绝对可以帮忙，如果有个"大"榜样带着做的话，当然更好。

重点整理 ▪▪▪▪▪

孩子吃饭时也需要界线

如果父母让孩子决定哪些菜肴上桌、何时吃饭以及如何吃饭的话，父母就是管得太少。

别让孩子指挥

孩子不良的饮食习惯以及恶劣的用餐行为，都是父母管太少的后果。

第三章

每个年纪都好好吃饭

本章你将读到：

0~6 个月的婴儿，哺育母乳和配方奶粉的重点是什么？

6~12 个月的孩子，如何顺利地过渡到与家人共餐？

哪些饮食与规则对学龄前的幼儿有好处？

哪些吃饭规矩对学龄儿童很重要？

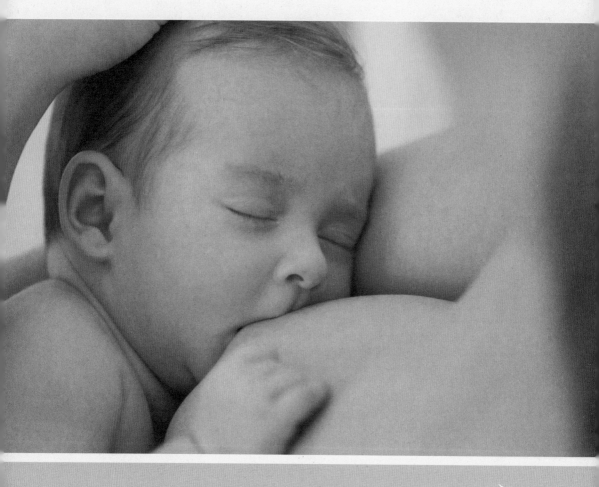

前 6 个月：全靠吸吮

读到这里，我想你已经深入了解到我们的"规则"了：孩子决定他是否要吃以及想吃多少，父母决定供应什么食物，何时与如何供应以及孩子吃饭时应该遵守哪些规矩。当然，具体还得依孩子的年龄而定。

婴儿吃什么？

母乳是婴儿最好的食物，但如果你无法哺乳，孩子同样可以喝到类似母乳的配方奶粉。

●母乳

如果宝宝出生后5~6个月内得到了完全哺乳，那说明你供应的营养很充分，家长不需要提供额外的水或果汁，更不需要其他的任何食品。

过去20年来，亲自哺喂母乳的人数持续攀升，但只有少数的妈妈能完全哺乳长达半年，而且不另外喂食任何食品。母乳的优点在此已不用强调，而且母乳喂养值得我们反复提倡。

对孩子的好处

母乳会完美地针对宝宝的个人需求自动调整，它优于所有的婴儿食品。

⭐ 母乳之所以这么独特，是因为在哺乳期间，母乳每一天每一刻的成分都会有所变化，以应对宝宝在发育期间的各种不同需求。

⭐ 母乳比较好消化，可以促进肠黏膜发育成熟，帮助孩子形成不容易过敏的体质。

⭐ 母乳含有抗体，可以让腹泻较少发生，并降低发生时的严重程度。

⭐ 吃母乳的宝宝很少感染脑膜炎、中耳炎和支气管炎之类的疾病。美国有项研究显示，在出生后第一年，吃母乳的宝宝比不吃母乳的宝宝死亡率低了21%！

⭐ 最新的研究表明，母乳喂养可以降低罹患多种疾病的概率，像是婴儿猝死、癌症、糖尿病以及肥胖症等。

⭐ 完全吃母乳的宝宝很少对食物过敏、罹患气喘和皮肤病。

但是请别因此而下结论，认为母亲该为孩子的慢性病"负责"，这种想法是不对的，特别是对于那些因为外在因素无法哺乳的母亲来说显得尤其不公平。慢性病有很多病因，吃母乳长大的孩子一样会腹泻、咳嗽，得支气管炎、气喘或过敏。只是发生在他们身上的概率较小，病情的发展也比较轻微而已。

对妈妈的好处

不只是孩子，妈妈也能从哺乳中获益。

★ 如果孩子在出生后不久就开始吃母乳，母体会释放出较多的帮助子宫收缩的激素，子宫会收缩得比较快，产后出血也会较早结束。

★ 哺乳的妈妈在分娩后能较快恢复到原来的体重。

★ 妈妈晚年发生乳腺癌和卵巢癌的概率较小。

★ 妈妈晚年发生骨折的概率较低。

★ 妈妈可以更舒服也更卫生地哺育孩子，而且还可以省下奶粉钱。

● 婴儿奶粉

大多数的妇女都能哺乳，大部分也都愿意这么做，不过可不是每一位妈妈都这么顺利。不能喂母乳是很可惜，但不是什么不幸。哺乳有很多的优点，但不该变成一种压力。喝配方奶粉的宝宝也可以发育得很好，也可以产生非常亲密的母子关系。绝对不要轻信任何人的话，为自己无法喂母乳一事感到内疚。

初生婴儿奶粉

如果你无法哺乳，那么你能够供应的最佳营养就是初生婴儿奶粉。它是以牛奶为原料制成的，成分和母乳非常接近。

我们强烈禁止用牛奶和其他配料自行调配婴儿食品！在宝宝刚出生的头几个月，这样做是不安全的。在德国，初生婴儿食品几乎完全是以奶粉的形式供应，只需加入指定的水量即可。你可以使用煮沸的开水，或者选用贴有"适用于调制初生婴儿奶粉"字样的矿泉水。

从宝宝出生的第一天起，就可以给他喝初生婴儿奶粉。前 4~6 个月内宝宝不需要再吃任何其他的东西。初生婴儿奶粉分为含淀粉的和不含淀粉的两种，不含淀粉的会像母乳那样，比较稀，含淀粉的比较浓。如果你让小婴儿自己来决定要喝多少，就不会过度喂食。还有，请不要另外添加婴儿米粉或糖。

较大婴儿奶粉

虽然配方奶粉的品牌多得令人眼花缭乱，但其实只有两类，一种是前面所说的初生婴儿奶粉，另一种就是较大婴儿奶粉。最早可以从宝宝 5 个月大时开始使用较大婴儿奶粉。较大婴儿奶粉的成分跟母乳只有部分相似。与初生婴儿奶粉相比，它比较容易增加婴儿在新陈代谢方面的负担，不过不管怎么说都比牛奶要好消化。

还有吗？

如果孩子患有严重过敏与异位性皮肤炎，偏偏妈妈又无法哺乳

（在这种情况下特别可惜），儿科医生可能会开一种非常昂贵的特殊配方奶粉。这种奶粉是把牛奶蛋白分解成最小的蛋白分子，使孩子对牛奶蛋白过敏的风险几乎可以完全排除。

此外，没有必要使用所谓的"低敏奶粉"，到目前为止这种奶粉还没有被确切证实为对孩子是安全的。豆浆也不适合作为婴儿食品，因为很多的过敏儿也会对豆浆出现过敏反应。

含氟维生素 D

如果宝宝是吃初生婴儿奶粉，就不需要添加什么额外的东西。一般情况下，不用另外给他喝茶、果汁或胡萝卜汁等。

在德国，我唯一建议添加的补充剂是——加入氟合成的维生素 D 锭，或称氟锭。维生素 D 让骨骼强健，氟可以保护牙齿。不管是不是吃母乳，含氟维生素 D 对孩子都很重要。

有规律地补充氟锭对预防蛀牙特别有效，很可能省下他这辈子 2/3 的牙医费，还会减少牙痛。但不同地区情况不同，是否需要补充氟锭需咨询儿科医生，听从专业指导和建议。

何时及如何喂宝宝？

● 如果你喂母乳

几乎所有的妇女都能哺乳，只是需要帮助，在选择生产医院时请询问，医院是否提供哺乳方面的协助。

请在生产前多了解一些哺乳的信息，生产后会有专业的护理人员指导你使用正确的哺乳姿势、实用的诀窍，并在你碰到哺乳问题时提供协助，观察婴儿是否发育良好。

哺乳的重点

★ 哺乳最好是在产后 1 小时内就开始。

★ 母婴同室，哺乳最容易成功。此外，母亲的身体是新生儿最佳的热源。

★ 即使你稍晚才能开始哺乳（例如剖宫产），乳汁还是会分泌。

★ 不要另外给孩子其他食物，例如：葡萄糖水或合成奶粉。

★ 在前几周内，只有哺乳顺利时，才能给孩子奶嘴。

★ 前几周内，每天都要把宝宝靠在胸前 8~12 次。不要等宝宝饿到哭！他会自觉地露出肚子饿的迹象，会咂嘴出声并且嘟起嘴巴找奶头。在前 2~3 周，如果宝宝超过 4 小时没有要奶吃，你应该摇醒他喂奶。

★ 哺乳时让宝宝想吸吮多久就吸吮多久，每次两边的乳房都要吸。

★ 宝宝的需求和你提供的奶水会自行调节，使供需达到平衡，但你要有点儿耐心，有时要花上好几个星期，才会上轨道。

这样做就成功！
常见的哺乳问题与解决办法

乳汁分泌不顺？乳房很硬、很胀？是你的乳腺阻塞了。

＊让孩子经常吸吮，这可以刺激乳汁分泌、减轻乳房的胀痛感。热敷也会有帮助。

乳头受伤。

＊宝宝应该把整个乳头含进嘴里。乳头受伤时，要让乳头风干，如果还是没办法，应请求专业协助。这样受伤的表皮大多能痊愈。

乳房发炎，连带有发烧感冒的感觉。

＊如果一般的措施如多哺乳几次和热敷都无效，请立即就医。乳房发炎可以用药物治疗，而且几乎都可以继续哺乳。

● 偏见和事实

如果新妈妈自己感觉很踏实，对哺乳有充分的了解，哺乳就会进行得特别顺利。她们很可能必须与身边亲友的偏见争辩一番，而且有时即使已尽全力解释，有些偏见依然固若金汤。以下是偏见和事实的对照。

有关哺乳的偏见和事实

偏见	事实
哺乳者不会怀孕。	只有当婴儿未满6个月，每天按时哺乳以及母亲的月经尚未再度开始者才不会怀孕。
乳房大的乳汁比较多。	乳房的大小与泌乳量无关。
哺乳会让乳房变丑。	母亲的年龄、体重对乳房的形状比哺乳更具影响力。哺乳后通常会恢复到原来的形状。
哺乳时性欲会不正常。	错！哺乳时会释放促进子宫收缩的激素，跟性高潮时一样。
3个月大的宝宝光吃母乳不会饱。	前5~6个月，母乳是宝宝最理想的养分，不需要额外喂食。
孩子应该在满1岁前断奶。	错！断奶完全是母亲或孩子个人的决定。

● 如果宝宝吃配方奶粉

婴儿若是部分或完全吃配方奶粉时，请注意以下几点：

★ 挑选合适的初生婴儿奶粉。为求安全起见，请询问儿科医生。

★ 让婴儿的食物温度保持与室温相当，不要整瓶放进微波炉加热。那样奶会比奶瓶烫，而且里头的液体往往受热不均匀。

★ 挑选一个合适的奶嘴，让婴儿试试看哪一种可以吸得最好。

★ 奶嘴的洞不可以太大。婴儿必须积极主动地吸吮，这一点很重要。

★ 永远别让婴儿独自喝奶，以确保他不会被呛到。绝对不可以让他在半睡半醒之间或睡着时还长时间吸着奶瓶，这样会有蛀牙的危险！宁可给他奶嘴一直吸着。

★ 每一餐都给婴儿准备新鲜现冲的奶粉，没喝完的就倒掉。

★ 奶粉有一个优点，就是让爸爸也可以参与喂奶的工作。这不只能减轻妈妈的负担，也可以加强父子的亲密关系。

● 妈妈和宝宝各司其职

不管孩子是直接喝母乳还是用奶瓶喂，我们的规则从孩子出生的第一天起就适用：父母挑选出给孩子吃的食物，并决定何时吃和如何吃，孩子决定是否要吃以及吃多少。

从以下的表格可以看到，在前几周内妈妈和孩子应如何"分工合作"。

好好吃饭规则从孩子出生的第一天起就适用。

这样做就成功！
哺乳或用奶瓶吃奶时"妈妈的工作"和"宝宝的工作"

妈妈的工作	宝宝的工作
提供母乳或冲配方奶粉给孩子。	吸、吸、再吸。吸吮这个动作是天生的。
用奶嘴或乳头轻轻碰触孩子的脸颊。	宝宝会寻找并找到奶嘴或乳头。
看孩子何时肚子饿，只要一饿就喂他。初生婴儿在 24 小时内会有 8~12 次肚子饿，刚开始日夜都会饿。如果孩子自己没有要求吃奶，你应该在进食的 4 小时后，再喂他吃点儿东西。	宝宝会让你看得出来他肚子饿：他会显得特别清醒，动来动去，转动他的小头寻寻觅觅，而且嘴巴会做出吸吮的动作，最后放声大哭。
仔细观察孩子是否吸吮得很有力、很迅速。	宝宝决定速度。
看孩子何时吃饱。不确定时，休息后再给他吃吃看。	宝宝决定量。当他吃饱时，他会放掉奶嘴或乳头并且将头转开。
平稳地抱住孩子，避免不必要的摇晃，也不要为了让他打饱嗝而持续将他举高。	
凝视着宝宝微笑并且和他说说话，语调不要太夸张，而是很温柔平静地说。	

妈妈的工作只在于，正确理解宝宝发出的信息。担心自己一开始做不到吗？确实有一部分是通过尝试和错误才学习得到，但是大部分是不需要学习的。

> 宝宝有与生俱来的吸吮动作，而你有着与生俱来的"母性直觉"，那是你可以信赖的内在声音。

与宝宝的亲密关系是让宝宝感受到你了解他的基础，而吃饭时间是体会与享受彼此了解与互信的最佳时机。

有一幕我永远不会忘记，那是我生老大时印象特别深刻的一幕。克里斯托夫当时好小好小，这个刚出生没几天的小婴儿，出生后常感到不安，又爱哭。我让他躺在我的臂弯里非常放松地缓缓吸着母乳。他刚开始时还半眯着眼，接着第一次目不转睛地望着我。那目光直触我心，我幸福得几乎要落泪了。

这样做就成功！
常见的哺乳问题与解决办法

吐奶：部分奶水从胃逆流回食道。

*如果他每天至少要换 6 片尿布，而且体重也正常增加的话，吐奶就没关系。每次喂完奶后，请竖立着抱宝宝几分钟。

呕吐：把胃里的食物一股脑地全吐出来。

＊请教儿科医生，有可能是幽门痉挛。

软便。

＊如果是吃母乳，宝宝排便绝对是稀稀的。有其他征兆出现时，再找医生就行了。如果宝宝真的腹泻，很容易脱水。

排便很硬。

＊有些吃母乳的婴儿是隔几天才排便一次，不需要担心。当宝宝排便很硬又会痛时，再去请教儿科医生。

宝宝"腹绞痛"：他哭闹、抽筋，好像是肚子痛，根本无法安抚他。

＊没有人知道真正的原因所在。3~4个月大时这个问题多半会自行消失。如果妈妈调整她个人的饮食，例如放弃喝牛奶，对喝母乳的孩子其实帮助不大。温柔地安抚还比较有效，像是和宝宝讲话、把他抱在怀里摇。记住，剧烈的动作只会让婴儿更不安，而且毫无帮助。

　　每位妈妈都有这种幸福的时刻，它给人安全感和自信。而你可以善加利用以了解孩子所发出的信息，并做出正确的反应。

● 喝奶和睡觉

　　与宝宝的关系越亲密，就越能正确接收到宝宝的信息，看出他的需求。尽管如此，仍可能发生一些喂食的问题。

在前几周，依宝宝的需求来哺乳是最理想的。之后你就可以调整出最适合彼此需求的固定的进食节奏与睡眠时间。

固定的晚餐

"只要宝宝饿了就喂他"这条规则在前几周可以允许破例。你可以每天有一次想喂就喂，而且还可以破例叫醒他——固定在睡前喂一次晚餐。也就是在你自己睡觉之前，再喂宝宝一次，把他叫醒，但前提是必须离上次喝奶半小时以上。

出生前几周的宝宝如果在夜里啼哭，原因几乎都是肚子饿了。如果在你自己睡着前让他吃饱了，接下来的好几个小时，你都可以好好休息。如果运气好，夜里只需要再起来喂一次奶就可以了。这不只对你有好处，对宝宝也很好。充分休息的妈妈会比精疲力竭的妈妈给孩子更好、更无微不至的照顾。

不过这顿晚一点儿的晚餐并不适用于所有的孩子，更不能强迫，有些孩子实在太困了。

醒着抱上床

宝宝偶尔会吃奶吃到睡着，看着他在自己的臂弯里，一边吃奶一边安静地入睡，是一件很美妙的事情。

但这里有个麻烦：很多宝宝会因此习惯一边吃奶，一边入睡的感觉。总有一天，他们养成了只有吃奶才睡得着的习惯。有些宝宝只要乳头或奶瓶一从嘴巴里抽出来，无论你多么小心，他都会立刻醒过来，开始哭闹，而且一定要继续吸。这通常并不是肚子饿了，对他们而言，吸奶跟睡觉是不可分的，没有吸奶就感觉睡得"不对劲儿"。

所以，在前几周请做到，偶尔在宝宝醒着时抱他上床，好让他能学习不靠外力帮助就入睡。当他 3~6 个月大时，应该尽量把吃奶和睡觉分开。如果宝宝白天和晚上可以不吃奶，而且完全不靠你的帮助就能独自入睡，这对你的睡眠质量会有很好的帮助。

一个白天和傍晚都能自己入睡的宝宝，夜里也可以办得到。只有当他真的肚子饿，或者真有什么不对劲儿时，他才会发出声音醒来。反之，一个认为吃奶和睡觉属于同一件事情的宝宝，夜里会哭着醒来。直到吃到奶才会再度入睡。不管是肚子饿或是习惯，都跟孩子的年纪有关：在出生前几周里，宝宝每夜还会肚子饿好几次。3 个月大时就可以一次睡上几个小时不用吃奶。到了 6 个月大时，孩子睡前吃饱，夜里便不需要再吃奶了。要是他还常常在夜里多次醒来要吃奶，那么可以说，宝宝的睡眠习惯不好。

如何改变孩子不良的睡眠习惯或者说从一开始就避免这种情况，在我们的另一本书《每个孩子都能好好睡觉》中有详尽的描述。

重点整理 ■■■■■■

■ ■ **除了母乳其他都不需要**

前 5~6 个月内宝宝只需要母乳，母乳能带给母亲与孩子许多好处。

■ ■ **母乳之外的选择**

宝宝可以用奶瓶喝初生婴儿奶粉。

■ ■ **以爱喂食**

对孩子的爱能帮助你正确解读他的信息，并且按照孩子的需求喂食。

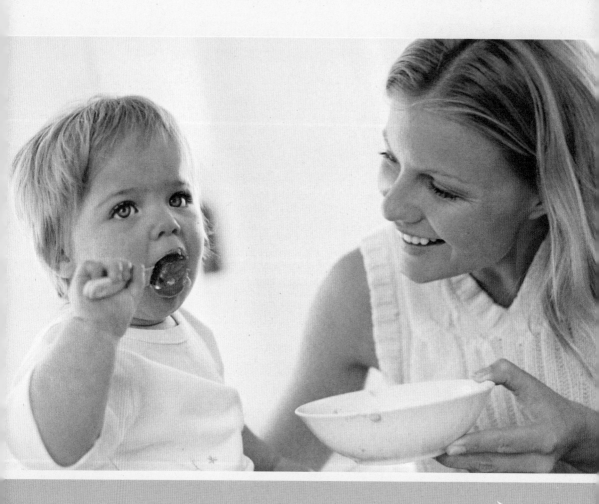

6~12 个月：
过渡到与家人共餐

可以喂辅食了吗？

20 世纪 60 年代时，在德国尽早喂宝宝辅食还是很普遍的做法。当我骄傲地向邻居介绍我 6 周大的儿子克里斯托夫时，有位年长的邻居太太很惊讶地说："什么，他只吃母乳？你不想给他吃点儿真正的食物吗？我女儿 3 周大就已经吃面包店的奶油小饼干了。"

给婴儿吃奶油饼干实在太早了，这应该是例外的情况而不是常规，但是，当时的妈妈们会争相比较，用汤匙喂胡萝卜、菠菜或婴儿米粉给他们才几周大的宝宝吃。更准确地说是"灌食"，因为 3~4 个月大的宝宝还有吐出来的反应，舌头会把所有非流质的东西立刻从嘴里吐出来。

现在的儿科医生一致认为，绝对不应在婴儿 5 个月之前开始给他喂辅食，有些宝宝要到 7 个月大才"发育成熟到可以用汤匙"。如果不确定最好再等一下，不要苛求你的宝宝。

● 可以用汤匙了吗？

宝宝是否可以用汤匙喂食不仅取决于年纪，在开始喂辅食之前，必须先确认宝宝有以下表现：

⭐ 他能在大人的协助下坐得很好。

⭐ 他的视线能准确地跟着汤匙。

⭐ 他能准确盯着东西看并且抓住，然后往嘴里送。

⭐ 他对其他人的食物感兴趣。

帮助宝宝自己来！

决定喂辅食时，不仅要看孩子的肠胃是否能够消化母乳或婴儿奶粉以外的食物，也要看孩子能否主动参与，他必须能在吃饭时得到乐趣。他与生俱来的好奇心及探索新事物的兴趣，每天都会展现在你面前。他想要拓展自己的生活空间，想用双手和嘴巴发现东西，想要往前移动，想要学习，想要做自己能够做到的所有事情。他想为他的进步以及与日俱增的独立性而感到骄傲，而要做到这一些，他需要——你的爱、你的支持、你的信任。孩子从你这里不只学会用汤匙吃饭，也在他小小的人格发展道路上跨出了非常重要的一大步，与家人坐在餐桌边一起吃饭是学习如何社会化的大事。把奶嘴的洞加大，加入婴儿米粉并不是好主意，请放弃这种喂辅食的方式。只有自己用手或用汤匙吃东西，孩子才能同时学会新的进食技巧与社会技能。"帮助宝宝自己来"的养育原则，一语道出孩子从喝奶过渡到与家人共餐时你的任务所在。你的任务是看出宝宝已经学会些什么，鼓励他一步一步地继续学习。由宝宝决定步调的快慢，你要做的事就是陪伴和支持他，和他一起为跨出新的一步而高兴。

●辅食的顺序是什么？

关于什么是最佳的辅食，并没有固定的答案。世界各地喂食的辅食都不一样，德国医生的建议跟美国医生的就略有不同，以下将分别介绍两国的情形。

德国儿童营养研究机构的建议

德国的儿科医生建议，给 5~6 个月大的孩子一天喂一次现成的瓶装蔬菜泥作为第一份辅食。胡萝卜泥特别适合，因为吃起来甜甜的，大部分的孩子都很喜欢。此外，因为吃的量少，所以自己做不划算。如果孩子肯接受用汤匙吃，可以再加入土豆泥和一点点植物油。

几天后可以再加入一些肉泥，这样宝宝就可以吃到一份完整的蔬菜土豆肉泥。比例应该包含两份蔬菜、一份土豆、20 克煮熟的瘦肉泥，再加 30 克的果汁和 10 克的植物油。

推荐这道菜的理由是，它富含铁，而铁是宝宝从第 6 个月起最急切需要补充的养分。这份菜单里的铁特别好吸收。市面上标示有"宝宝菜单"的瓶装婴儿食品都含有这些成分，而且还会另外添加铁质。

1 个月后，可以再多喂食 1 次全脂牛奶谷物泥，其中要含有铁。再过

1个月，应该再加喂第三餐，可以采用不含牛奶的全麦水果泥。在 10~12 个月之间，应该给宝宝吃面包，并且让他开始坐在餐桌边学习自己吃饭。

美国儿科学会的建议

不要在一开始就给孩子吃固体食物，应该先从半流质食物开始。挤一点儿母乳或利用婴儿奶粉，然后加入一点儿婴儿食物泥。请注意：大部分现成的婴儿食物泥都已含奶粉并且加水混合，其实，那种产品不适合这样做！请使用可以自己添加奶水（母乳或初生婴儿奶粉）来调制的婴儿食物泥，绝对要买添加铁的。一茶匙的食物泥配 4~5 茶匙的母乳或婴儿奶粉调成的奶水就够了，等孩子习惯时可以再调得浓稠一点儿。刚开始的目的并不在于完全取代一餐，而是让宝宝先适应汤匙以及新食物。食物泥的量可以逐渐增加到 3~4 汤匙。

添加铁的婴儿米粉是最好的食物泥，而且不含葡萄糖，几乎所有的宝宝都能吸收良好。接着可以渐渐使用现成的谷物泥。记得每次都尝试用一种新食物，每隔 2~3 天再加进新的食物。

如果用汤匙喂食进行得很顺利，就可以开始把一般的食物泥、煮熟的蔬菜混合起来喂。你可以买现成的婴儿食品，或者把家里煮的蔬菜压成泥，并慢慢增加分量。

再下一步是给孩子吃点儿水果泥，这个也可以混入现成的食物泥里。

在宝宝 7~10 个月大时，你可以逐步把家里的食物压碎或捣成泥，给宝宝"用手拿着吃"，或者用汤匙喂他。连面包、面条、米饭、蛋黄、鱼和鸡肉等，也可以逐步让孩子尝试。

除了这些新食物，宝宝仍然需要吃奶。在美国，他们会建议母亲在孩子满 1 岁前都持续哺乳，那些食物泥也可以跟母乳一起调制。不想哺乳这么久的妈妈要记得，在孩子满 1 岁前不可喂食牛奶，而是要用现成的婴儿食品取代。宝宝大约从 1 岁起，几乎所有上桌的食物都可以吃，只要注意调味清淡而且够软（压碎或打成泥）就行了。

此外，美国的儿科医生还列出几点建议：

★ 小麦、蛋白、柑橘类水果、果汁和牛奶是最不容易消化的食物，而且可能引起过敏，不要太早让孩子尝试。体质敏感或者遗传上先天就不利的孩子，最好等 1 岁以后再碰这些东西。

★ 如果宝宝无法消化新的食物，请将这种食物从菜单中删除，1~3 个月之后再试一次。如果还是不行，至少要再等 6 个月，才可以尝试第三次。

★ 如果宝宝可以消化牛奶，请至少给他喝到满两岁为止，而且要给他喝全脂牛奶，不要喝低脂的。孩子在这段成长期间内需要牛奶中的油脂。

★ 宝宝在满 1 岁前不可以吃蜂蜜。蜂蜜里可能含有肉毒杆菌，会使初生儿染上致命疾病。

饮料

只要你已经开始喂宝宝吃辅食，就需要额外给他喝点儿东西了。

★ 水（常温、不含碳酸）当然是最佳的解渴饮料。

★ 请谨慎使用果汁。至少要以 1 ：1 的比例加水稀释，而且稀释过的果汁每天不可供应超过半杯，太多果汁会导致孩子拒绝其他食物。婴儿果汁既贵又没有必要。

买现成的或自己做？

也许你还不太确定，该给宝宝吃现成的婴儿食品还是自己来做。我们的答案是，作为第一道辅食的婴儿食物泥应该要富含铁，添加铁的婴儿食物泥有现成的，买现成的比自己做的更适合。

只要你觉得方便，可以毫无顾虑地使用现成的水果或蔬菜泥，甚至整餐都是买现成的也行。如果你家每天都会做饭，那就从家中的食物里轮流挑一道菜出来让宝宝吃。最好先分出宝宝要吃的那一份，再给大人的食物调味。冷冻食品、铝箔包或罐装食物都不适合宝宝，因为他们的调味料和盐都加得太多。

为婴幼儿设计的专属食谱数量繁多，书店里介绍婴幼儿饮食的烹饪书多到能放满整个书架。其实那些都是多余的，所以你在本书中也找不到任何食谱。适合婴幼儿吃的食物有很多，只要让他习惯这些食物，食物切得够小而且煮得够软就好。

不用奶瓶也行

如果孩子学会用杯子，就可以减少他用奶瓶吃奶的次数。这段过渡时期可以使用一种附有盖子和奶嘴的"学习杯"，让孩子比较容易学会用杯子，但是吃母乳的宝宝可以直接学习用杯子吃奶。

我自己在带女儿时完全没用到奶瓶。在我一天还哺乳好几次的时候，就让她试着学习用杯子来喝水。刚开始水几乎全部从嘴边流了出来，不过当她9个月大时，就能用一般的杯子喝水了，断奶也因此水到渠成。我们把"床上早餐"保留为最后的哺乳餐，因为我们俩都觉得那样很舒服。

供应的食物要一起"长大"

美国著名的营养学家埃琳·萨特找出父母应逐步增加供应的食物与孩子日渐增长的能力两者间的关联，请见下页的对照表。

与家人共餐

给孩子喂食时，要给他提供重要的营养，例如碳水化合物、脂肪、铁、维生素等。但这还不是全部，怎么喂食也同样重要。通过喂食可以让孩子知道：

⭐ "我爱你"。

⭐ "我会注意我可以怎么帮助你"。

⭐ "我信任你"。

⭐ "我尊重你"。

如果这些信息可以传达给孩子，那么喂食就不会成为一件烦恼的事情。从吃奶过渡到与家人共餐，意味着：你让孩子来主导，你支持他、帮助他，并且让吃饭的气氛良好。

 这样做就成功！
通过适用于孩子每个发育阶段的正确饮食来让他学习好好吃饭

	孩子会什么了？	应该额外提供哪些食物？
0~6 个月	他学会找乳头或奶嘴，而且会吸。	什么都不用（除了取代母乳的初生婴儿奶粉）。
5~7 个月	他开始会坐了。眼睛会跟着汤匙转，嘴巴会随着汤匙开合。他开始吞咽食物。	用母乳或婴儿奶粉调制添加铁的婴儿食物泥。先给婴儿米粉，再逐步提供用其他谷物调制的食物泥。
6~8 个月	他的舌头会在嘴里的两边移动。他开始咀嚼，能把双手对准，朝嘴巴送。	把蔬菜水果打成泥，先混合在一般的食物泥里面。
7~10 个月	他能咬得很好，咀嚼得很好，能在嘴里把食物从一边移到另一边。他的嘴唇能在杯子上缘闭合出正确的形状，手能握住球形。	谷物制品以及小块的水果和蔬菜。可以让他用手拿来吃。用杯子装果汁和牛奶。
8~12 个月	他对餐桌上的固体食物感兴趣，用杯子喝东西有进步，并能做出"镊子握法"：拇指和食指会同时使用。	餐桌上摆放柔软的、煮熟的食物，如切细、剁碎后制成的肉泥。

●提供支持

请耐心等候孩子发育成熟到可以用汤匙为止。对有些孩子来说这不是问题，他们简直迫不及待要用汤匙吃。有些孩子会先拒绝汤匙，拒绝可能只是意味着他感到非常惊讶。毕竟对孩子而言，那是一种全新的方式，口感跟熟悉的吸吮母乳有点儿不同！他必须先弄明白，这也是可以的。所以，要有耐心地不断重复喂食。如果孩子的反应非常敏感，到 6 个月时都还把食物吐出来，而且嘴里一感到有"异物"就会噎到，那么最好还是小心为上。你可以把食物涂在孩子的手指上，或者用一根软汤匙，放上少量的食物泥，好让孩子能自己去探索和认识食物的味道。

有些宝宝在食物泥里意外吃到一块比较硬的食物就会噎到，因此，要记得把食物均匀地压碎，这样喂起来会比较顺手。

刚开始喂食时，请把孩子抱在怀里，让他坐直，避免进食时噎到。等孩子能安稳地自己坐着时，才可以"搬到"高脚椅上。

适当的节奏对孩子学习吃饭很有帮助，合理而规律的吃饭时间可以根据孩子的睡眠时间来决定。只要有机会，就让孩子与全家人一起吃饭。这时候，孩子夜里已经不需要再吃或喝任何东西了。

以下还有两个很重要的建议：要供应合乎孩子年龄所需的食物；在喂食时要轻声细语而且带点儿鼓励，但不要说太多话，好让孩子能专心享受进食的乐趣。

●让孩子主导

让孩子决定节奏。在开始喂食之前，他应该察觉到汤匙的存在。始终让孩子决定他想吃多少，他会让你清楚地看见，他想吃多少。嘴巴张开代表"再来"，嘴巴闭上而且把头扭开就是"我吃够了"。

提供孩子一小份的食物就好，如果他还想吃的话再给他。我们在此刻意不谈分量，是因为此时宝宝能非常完美地自己调节能量需求，卡路里有多少并不重要。请允许孩子探索食物，允许他抓住汤匙，你也可以另外给他一根汤匙，让他握在手里，准许他用手指来探索食物。

"我自己来！"

让孩子用手指抓东西吃，只要他想，随时都行。大部分的宝宝都觉得不靠别人的帮助而吃东西是一件很棒的事。不只是面包、水果丁和蔬菜丁适合让孩子抓着吃，其实，你吃的很多东西都可以！只要他能从盘子送到嘴里时不会散开就好。可以给马铃薯、米饭或面加点儿蔬菜、肉和汤汁，混成一团适合喂食的"泥"。并且，请忍受孩子把食物弄得满脸都是，却只有少少的食物送进嘴里的状况。你也许还得在饭桌下铺一层塑料布，给宝宝戴上特别的围兜，另外前面提到的"泥"，一旦落在儿童餐椅上，干掉以后肯定会变成如水泥块一般难除掉的东西。但是这么做是绝对值得的！

如果孩子可以尽情享受食物，他的吃饭技巧会进步得更快。

●唤起好奇心

所谓"饥饿使人乖"，很多人总是在宝宝吃奶前先给他汤匙，以为一个肚子饿的宝宝比较容易接受汤匙。可是想象一下，饿得不得了的宝宝等待的是熟悉、柔软、温暖的乳房，得到的却是生平头一次看见的奇怪硬物——汤匙。如果他受挫后开始愤怒地哭喊，直到他又得到母乳，你能对他生气吗？

反之，如果是好奇心与探索精神使孩子出于自愿去尝试汤匙或是用手拿东西吃的话，吃饭会带给他更多乐趣。若是在宝宝不那么饿的时候，可能还比较容易成功。我们的建议是，第一次尝试用汤匙喂食最好是在孩子喝完奶之后，过一段时间再变更顺序。

●体重不会过重

最后，即使你觉得孩子已超乎寻常的"圆"，但请放心，在这个年纪是不会体重过重的。婴儿时期的身材跟他长大后的身材没什么关系。

重点整理 ▪▪▪▪▪

"一小匙一小匙地喂"

最早从第 6 个月开始，喂食辅食，并渐渐加入新的食物。耐心等待，看看宝宝是否能消化这些食物，每隔 2~3 天，再加入新的食物。

欧美医生建议不同

德国和美国儿科医生的建议略有不同，不过两者都是经过长期研究后得出的结论。请选择你认为对孩子比较有益的建议。

喂食辅食要配合发育

喂食辅食的时间表也由宝宝来决定，要与他的学习进度相符。请仔细观察他发出的信息，吃饭时让宝宝来主导。你允许他自己做得越多，吃饭时他得到的乐趣就越多。

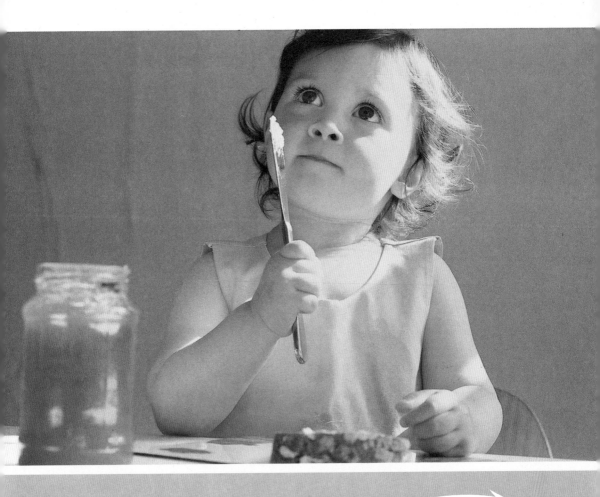

1~6 岁：
"我不是小宝宝了！"

端什么食物上桌？

你办到了！孩子已经成为全家共餐时的标准成员。他坐在自己的儿童餐椅上，他能自己用手抓菜来吃，还可以在你的帮助下用杯子喝东西，他能咀嚼和吞咽。他让别人喂他吃东西，但有时候也肯用汤匙自己尝试一下。几乎所有为其他家人准备的菜，现在也能给孩子吃，只要少放点儿盐和调味料即可，而且所有柔软、多汁的东西，孩子现在都能吃。

当然，不是所有的孩子在满1岁时都能做到这一步，多花上好几个月也绝对是有可能的，有些孩子在第二年才长牙齿，到那时才能好好咀嚼；有些孩子很晚才学会安全地坐在高脚椅上。但无论如何，他都在成长。也许他每天还要吃上一顿奶，也许他还很爱吃婴儿食物泥。大约两岁时，孩子才能独立自主地使用汤匙或叉子吃东西。大约4岁时，孩子才能像大人一样以环形移动的方式好好地咀嚼。但是，到他能正确使用餐具、"举止文雅有礼"地吃饭还要好几年。尽管如此，孩子现在已经不是婴儿了。如果你供应正确的食物，他会好好吃饭。

● 1~6 岁的孩子好好吃饭的诀窍

以下几个诀窍适用于所有的孩子。不管孩子是胖是瘦还是标准身材，都没有差别。

断奶

如果孩子尚未断奶或戒奶瓶，请在他 1~2 岁间做到。正餐之后再喝奶可能造成的问题是，有些孩子不愿意吃其他东西，情愿喝到饱。请把喝奶当成独立的一餐点心，例如早餐和午餐之间，或午餐和晚餐之间的点心。

3+2: 固定用餐的时间

大部分的孩子在 12~18 个月时，都会戒掉白天第二次小睡的习惯，只剩一次午觉。此时就可以开始实施固定的用餐时间，这个节奏在往后的几年都会持续下去，可以将一天三餐都控制在固定的时间段，另外再加上两次点心时间。

每隔 2~3 个小时，给孩子吃一些东西。固定的时间有个很大的好处，这让吃东西不是出于无聊、鼓励或其他的理由。要是孩子拒吃午餐，两分钟后又吵着要吃饼干，你就应该客气且明确地说："午餐时间已经过了，等到点心时间吧。"为了让孩子不会因此挨饿太久，你可以把点心时间稍微提前。

偶尔还是可以允许孩子吃块饼干或吃个冰激凌的，另外还有很多东西也很适合当点心：水果、酸奶、蔬菜、脆饼、奶酪、面包、玉米片加果汁（最好加水稀释过）和全脂牛奶。

饮料

请不要无限量地供应果汁、牛奶给孩子。喝太多饮料通常是孩子到了吃饭时间还不饿的重要原因。每餐喝一小杯牛奶或果汁就够了。要是孩子还口渴的话，就给他喝水。水是最佳的解渴饮料。不要给未满两岁的孩子喝汽水，将来也只有在特殊的情况下才能破例。

混合熟悉的和新口味

别问孩子他想吃什么这个问题，家长要避免"听命"做饭，请挑选要端上桌的菜，让孩子从中选择。菜时时变换和多样化是让饮食又丰富又均衡的保证，请注意食物金字塔原则。每餐都应该要有一些孩子熟悉的菜，不认识的菜大概需要端上桌 10 次、20 次甚至 30 次，孩子才会碰它。请保持耐心，自己带着享受的心情来吃。每餐都准备些面包在桌上，如果孩子真的不喜欢吃那些食物，他还是可以选择面包来填饱肚子。

如果你准备了饭后甜点，不管孩子正餐吃多吃少，还是要给孩子吃饭后甜点。饭菜孩子想吃多少就可以吃多少，因为正餐吃得少而不让孩子吃饭后甜点是一种粗暴的做法。

柔软又多汁

4 岁以下的孩子还是经常会呛到，坚硬和太大块的食物会掉进气管，甚至可能会让他窒息。硬糖、爆米花、没有切碎的香肠末端或者生胡萝卜，都不应该给幼儿吃；肉、生菜以及水果，最好都切成小块；坚果，特别是花生，对幼儿有致命的危险。

用餐气氛如何？

在 1~2 岁之间，大约从孩子 15 个月左右起，就要开始一段非常紧张的儿童发育期了。这时孩子有了自己的想法，更有趣的是，他发现他拥有权力和影响力。例如他坐在儿童座椅上吃饭，刚好汤匙掉到了地上，于是你起身并将汤匙捡起来还给孩子。孩子会怎么做呢？他可能会把汤匙再丢下去，而且一而再、再而三。

为什么这会给他那么大的乐趣呢？因为他发现了一件很棒的事："嘿，我可以让妈妈一再起身，把汤匙捡起来给我。我想怎样，妈妈都会照做！"在不经意间，你的孩子开始测试："我的影响力从哪里开始？"孩子最爱讲的字眼变成"不要"。他眼里闪耀着某种光芒，特别偏好那些他不该做的事，耍脾气、打人、咬人常常都是发生在这段时期。在 2~3 岁时这些行为很正常，就像一头小狮子和兄弟姐妹在地上打滚，孩子正想与你较量较量，并且他清楚地感受到自己的优势与你的劣势。

●吃饭时避免权力斗争

孩子会不断尝试让父母卷入"狮子之争"。而不少父母，尤其是妈妈会在不知不觉中一块儿玩起这个游戏。吃饭时陷入争斗的风险特别大，因为很多妈妈在吃饭时会居于劣势：当孩子拒绝吃饭时，她们会表现出担心孩子会消瘦挨饿的样子；或者是把对孩子的爱与尊重和食量混为一谈。于是孩子一眼就能看出，"吃饭是狮子之争的好机会。拒绝吃饭显得特别紧张刺激，这个时候我比妈妈强，我可以勒索她！"一旦加入这场争斗，你一定是斗输的那一方。没有人可以用耍花招、强迫或奖励的方式来让孩子吃饭，睡觉也一样行不通。你只能让孩子上床或到餐桌来，但是他何时或者是否要吃饭睡觉，只有他自己能够决定。这些是孩子能够自己调节的基本需求，其实孩子只需要一样东西，那就是你的信任。

"没有一样你爱吃的？没关系"

你可以而且应该制定孩子吃饭的规矩，但不要限制他的食量。不管孩子是否要吃、要吃多少，请把这一切都留给孩子来做决定。你不必证明自己比较强势。请信任孩子，他最清楚自己的需要。如果孩子一边扭开头，一边说"我不要吃！"，那么从现在起，再也别因为这种事而烦恼，也不要认为孩子拒绝吃饭是针对你，你可以对孩子说：

"你什么都不必吃，只需要坐在我们身边，陪我们吃就好。"

孩子的每一餐都必须坐在餐桌边，但他不一定要吃。你是把菜肴端上桌，不是端进孩子的嘴里。这么做便可远离战场，你不要施压，也不要制造无谓的紧张，让孩子按照他自己的需求来吃。孩子会感受到你信任他，这对他很有帮助。

谅解特殊偏好

你应该还记得吧？孩子现在已不需要再吃那么多了。他成长的速度放慢很多，体重增加得也比前几个月慢，婴儿肥不见了，还有一些事情也在改变：很多孩子刚开始时会很兴奋地张开嘴巴吃东西，到了第二年却经常狐疑地看待新食物。不认识的食物会先被拒绝，或许还接二连三地被拒。原因何在？

害怕新事物对活动力越来越强的幼儿来说，其实是合理的自我保护，请不要因此责怪你家那个突然很"挑剔"的孩子，而是试着去谅解他。

从生物学的角度解释，孩子偏好甜食是因为甜的果实几乎不会有毒，所以可以毫无顾虑地吃下去。

●赋予信任，促进独立

让孩子独立吃饭，不论多大，只要他想要就让他做。孩子在 1~2 岁时用手抓着吃还算恰当，不过最好多多鼓励他使用汤匙或儿童叉子进食。请别为了打翻一只玻璃杯而生气，在孩子长大成人之前，可能会打翻很多很多的玻璃杯。

只有当孩子需要你协助时才喂他，如果他真的不想继续吃，就不要强迫。当你喂一个已经吃饱或者不情愿吃的孩子时，就是在施压。

有位母亲在一场演讲中反驳道："我 4 岁的女儿只吃面条和马铃薯。蔬菜必须要我来喂，否则她完全不吃。"这位母亲显然违反了规则。比较好的做法是，每天放一点儿蔬菜在面或马铃薯旁边，总有一天孩子会主动试着吃一下看看。如果不吃，他就是不需要。

保持冷静

请接受幼儿会拒绝吃新食物这件事。有些食物得在出现了二三十次以后才被接受，这是很正常的事情。你可以鼓励孩子尝试新菜肴，但请不要强迫他。减轻孩子尝试时的负担就是，当孩子觉得不好吃时，允许他吐出来。

供应孩子小份的食物。因为对于孩子来说，想吃才追加的食物比装得太满，甚至总是剩一些在盘子里的食物美味多了。有些孩子吃一点点就饱了，尤其在喝了很多果汁和牛奶之后，而且每个孩子每天的食量都有很大的波动。

别老注意孩子吃了多少，多多注意他是否健康活泼，有活力。

吃饭时保持好心情

请让用餐的气氛保持愉快。陪孩子吃饭，跟他聊天，但不要变成脱口秀。带着享受的心情吃饭，这样你就是他的好榜样。

● 设定界限

设定吃饭规矩的界线与赋予孩子信任同样重要，第二章中已经介绍过应该要尽量避免哪些错误。下面将告诉你正确而具体的做法。

吃饭时不紧张的规则

仪式，有助于设定界线。吃饭时最重要的仪式是，每餐都陪孩子坐下来吃，吃点心的时候也要如此。三餐的时间要固定下来，只有当孩子安静下来，并且专注于面前的食物时，他内在的声音才能运作，也只有这样他需要多少才会吃下多少。反之，吃饭时跑来跑去或者边看电视边吃饭，只会无意识地把食物塞进嘴里，而没有去注意"饱或饿"。

只准在桌边吃饭还有一大好处，就是你会看着孩子。这对孩子的安全很重要，万一他噎到，你立刻就会注意到。永远别让孩子单独吃饭。

刚开始，孩子要一直坐在桌边，直到他吃完才能准他起身。如果他什么都不想吃而且只需陪你吃饭，那么让他待几分钟就够了。大约 4 岁起就可以教导他，要顾及他人的感受，先稍微忍耐一下再起身。至于得花多久才能训练成功，这要看孩子的个性。

吃饭时应该关掉电视和收音机，也不要提供故事书和玩具。

> 吃饭就是吃饭，和大家坐在一起聊聊天，把食物吃下去，如此而已。

合理的坚持

设定界线，代表着用一贯的方式处理孩子的不当行为。下页的对照表列出了幼儿与学龄前儿童在吃饭时常出现的无序行为以及家长应如何应对。

最好的建议是结束用餐，而这也适用于"瘦小"的以及"吃饭习惯很差"的孩子，只有当你赋予孩子信任感时，才有办法将这个方法贯彻到底。这里适用的标语是，我相信你会取得你需要的食物。

父母特别常提到的一个问题就是，孩子执着于某种食物："只要涂巧克力酱的面包"，"只要番茄酱，其余随便什么都好"……这只是随便举几个例子。表格里提到的规则和诀窍也都适用于"爱挑剔"的孩子。

这样做就成功！
用餐时发生不当行为的正确反应

孩子的不当行为	父母的反应
孩子不坐在座位上，一再从椅子上站起来，到处跑来跑去。	把孩子放回儿童餐椅，并对他说："吃饭要坐在桌边。"当他第三次再站起来时，就结束用餐，并且把食物收走。
孩子拒绝吃饭，两分钟后又嚷着要吃甜食。	家长要坚定不移地要求孩子等到下一次餐桌边的"点心时间"。
饭菜在桌上。孩子要求："我要吃别的！我不喜欢吃这个。"	"你什么都不必吃，只要陪我吃就好。如果你喜欢，这里有面包。"
孩子发牢骚说："好恶心哦！难吃死了！"	"你不必吃。这可是我很用心做的，如果你不爱吃，可以客气地告诉我。"
孩子不吃，还把食物玩得到处都是。	说声"不可以"，然后把食物收走。孩子必须等到下一次的"点心时间"才能吃饭。
孩子"囤积食物"，他把食物塞得满嘴都是，却不吞进肚里。	请保持冷静。如果必要的话，最晚在上床睡觉之前，小心地将残余的食物从他嘴里取出来。
孩子只想吃饭后甜点。	他可以吃饭后甜点，也就是他的那一份。在这之后他得等到下一餐。

如果桌上摆着各式各样丰富的菜肴供选择的话，孩子是不会营养不良的。

看看孩子是否健康又充满活力，如果是，那么他就吃得很健康。

如果你总是听命行事，只端巧克力面包或淋上番茄酱的食物上桌，那表示你仍然支持这种单方面的饮食选择。孩子没有其他的选择，也就根本不会受到诱惑去尝试新的食物。最好给孩子提供多元的食物，你自己也要以身作则，带着享受的心情来吃。请另外准备一些面包在桌上，这样无论如何都有东西给孩子吃。

很多妈妈会因为孩子只喜欢少数几样菜而很不快乐，于是一脸忧愁地坐在桌边，试着说服孩子，重复谈论"健康"饮食和维生素的事。她们原本是一番好意，但是孩子接收到的信息却是："我自己没办法调节，我的身体有点不对劲儿。"这对孩子树立自信心一点儿好处也没有。可以想象孩子的反应会是："如果她一直发牢骚，我至少会让她看见，我比她强。"

你可以送给孩子一个很棒的礼物，那就是你下定决心抛开担忧的表情，并对他说："我总是一直发牢骚，抱怨你吃什么吃多少，这是我的错。我知道你很健康又富有活力。你向我证明了，你完全知道自己需要什么。我答应你，以后我不会再拿这件事来烦你了。我只是为你惋惜，你错过了好多你从未试过的美味佳肴。如果有一天你能尝尝看这些，我会为你高兴。"

即使孩子年纪还小，无法完全听懂，还是要试着这样对他说。家长的态度和观点会让事情的结果变得不一样，即使孩子无法听懂你的每一句话，他也能感受到这种信任，这会给他勇气去尝试新的事物。

重点整理 ■ ■ ■ ■ ■

坐在餐桌边与家人共餐

1 岁左右的孩子就能坐在餐桌边与家人一起用餐。请从此时开始，每餐都全家人一起坐下来吃饭。

供应一切

孩子现在几乎可以吃所有端上餐桌的东西，只要食物够柔软多汁。

固定的节奏

三餐在固定的时间吃，再加上两次点心时间，在这个年纪是很恰当的。孩子不需要补充额外的营养品。

设定界线，赋予信任

请规范孩子的用餐规矩，但不是限定他的食量。给予孩子信任，这样他可以完全按照自己的需求来调节饮食。

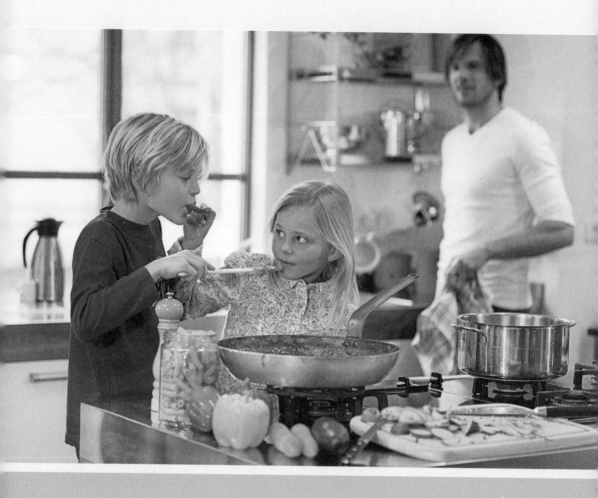

学龄儿童：定型期

深化学习

孩子上学了。他不再需要高脚椅，他觉得自己"长大"了。现在他真的什么都能吃，甚至会使用各种餐具。到目前为止，你的孩子都是按照他自己的内在声音来摄取营养的吗？你是否让他有丰富的食物可供选择，并执行合理的规则呢？如果有，那么现在你可以轻松些，享受自己努力的成果。这时，你的孩子已足以对抗所有可能的影响与诱惑，将来他也能信任自己的身体，而且配合身体的需求和遗传来摄取营养。

● 解释规则

如果孩子不满意你供应的食物，那么向他解释食物金字塔就好了，或者把我们好好吃饭的规则告诉孩子。规则其实很简单，每个学龄期儿童都可以理解。附录的"厨房标语"可以直接剪下来使用，如果把它们挂在饭厅看得见的地方的话，需要提醒时指一指就可以了。

孩子通常都很喜欢这些规则，因为那给他们很大的空间来自己做决定。他们甚至老是注意不要欺骗的那一条："妈妈，我可以自己决定我想

145

要吃多少！那里写了！"万一你觉得很难让孩子做这个决定，附录里的保证声明也可以帮助你。这样一来，你可以签保证声明：我在此承诺让我的孩子（名字）自己决定，每餐他想要吃多少。整个声明还要写上地点、日期并签字。

开始实行规则时请注意，你只能无限量地端水果、蔬菜、面条、马铃薯上桌，而肉、香肠、奶酪等油腻食物和甜食应该限量供应。

当孩子感受到你是真的很认真地遵守规则，而且显然这些规则对你也绝非易事时，孩子才会比较容易接受它们，也比较愿意接受你挑选的食物、时间和规矩。如果你不"欺骗"，孩子大概会一直遵守。

● 让学龄儿童好好吃饭

是否感觉你和孩子处在紧张的关系中？前面谈到有关学龄前儿童的原则，也都适用于学龄儿童。而且外在环境的影响会变得更大，孩子现在会想要吃他从别人那里或从电视广告里知道的东西，用零用钱买薯片、可乐等零食了。

以下的内容综合整理了学龄期儿童好好吃饭的最重要规则。

怎么吃？

★ 绝对要保留共同的用餐时间。不要把食物给孩子拿在手上吃，尤其不要在电视机前面吃饭。

⭐ 让孩子帮忙做饭，帮忙准备点心。如果准许他自己把食物切成小块，他会觉得吃起来更美味。

⭐ 如果孩子什么都不想吃，就邀请他坐在餐桌边陪你。15分钟对学龄儿童来说是合理的。

⭐ 要让与孩子共餐的气氛保持愉快，而抱怨他的食量、他吃的食物，数落他在校的行为和成绩则全都是禁忌。

⭐ 当孩子的行为完全失控时，宣布"暂停"几分钟。

供应什么？

⭐ 不要只为孩子，也要为自己做菜。只有当你自己也真心觉得饭菜美味可口时，才能保持冷静与好心情。

⭐ 选择点心时也要考虑孩子的愿望。准确地采买，不要囤积甜食或薯片。注意，能自由拿取这类食物，对大部分孩子（对很多大人也是）来说诱惑太大。

⭐ 孩子偶尔会用零用钱去买甜食。就算你禁止，最后只会变成偷偷去买。如果他信任你并请求你的允许，你可以说："那是你的钱。但是如果吃饭时你的肚子还会饿的话，我会很高兴。"

⭐ 甜的饮料如可乐或汽水，你无法完全不给孩子喝。但是你可以限制他们在特定的场合喝，例如去餐厅、放假和节日时。

★ 有的孩子上小学了还是一样"挑剔",他们的味觉特别敏感,而且非常挑食。这时候家长要有某种容忍度才行,请允许他从你所供应的食物中"挑出"几样来。如果他在别的地方这样做的话,要看着他、护着他。你可以要求他礼貌性地拒绝食物,而不是不得体地发牢骚。

儿童最常发生的饮食问题,是从学龄期才开始出现,而且人数还在不断攀升中,主要指的就是体重过重,我们将在最后一章特别讨论这个主题。

重点整理 ▪▪▪▪▪▪

很多事情都成功了

家中的学龄儿童已经会好好吃饭了。你现在可以对孩子解释食物金字塔的内容以及好好吃饭规则。

当然，现在才开始实行好好吃饭规则也还不太迟。

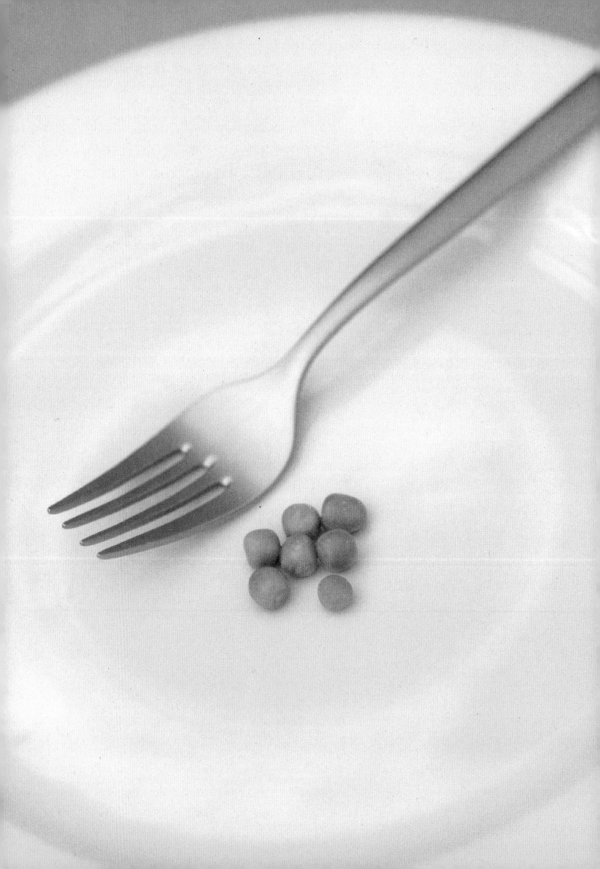

第四章

特殊问题

本章你将读到：

好好吃饭的规则对孩子的体重有什么帮助？

好好吃饭的规则对预防孩子的饮食失调有
什么帮助？

关于食物过敏与由食物引起的不适反应，
父母应该有哪些认识？

当孩子因为腹泻、呕吐，无法消化食物时，
应该怎么做呢？

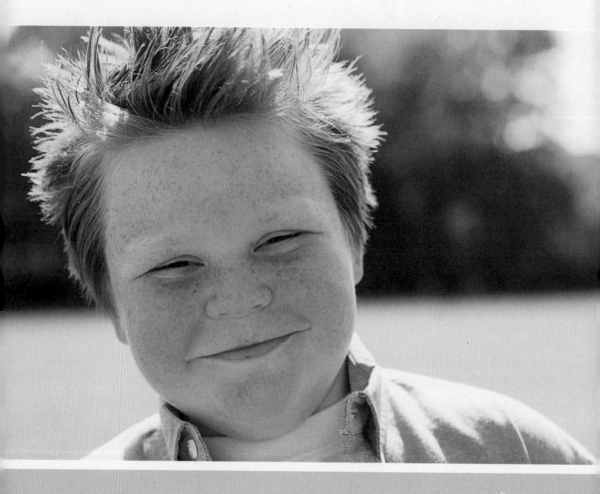
 当饮食失衡时

体重过重：太多养分滞留体内

专家们一致认为，有越来越多的孩子，尤其是中小学生体重过重。这些胖孩子的心理承受着很大的压力，而且从长远来看，健康也会受损：他们的骨骼、关节以及血液循环负担过重，这很容易造成高血压和糖尿病。

● 生活方式造成差异

虽然运动对胖孩子特别有益，但是孩子越胖，运动起来就越困难。他们越是少运动，就胖得越快，真是个"完美的"恶性循环。虽然遗传也是重要的因素（80% 的体重过重归因于此），但是没有人是单单因为遗传而胖的。差别在于有些孩子不会很快因为饮食错误和缺乏运动而体重过重，有些却很明显。我们的生活习惯起了重要的作用，除此之外实在无法解释，为什么越来越多的孩子变得越来越胖。有些习惯显然会造成体重过重，其中包括：

★ 运动太少。

★ 高油脂饮食。

153

★ 三餐之外对进食无限制（也吃甜食和点心）。

最糟糕的是，连续看好几个小时的电视。而且孩子还经常一边看电视，一边吃东西，偏偏这种时候吃的东西通常都特别油腻或者太甜，或者两者皆是，所有的饮食错误都在这儿汇合了。在正餐之外摄取高热量的食物和甜食，很少运动以及长时间看电视与体重过重之间的关联，在年纪较大的孩子身上体现得比年纪小的孩子更为明显。

● **多重算胖？**

只凭肉眼，不一定看得出来孩子是否"太胖"。我们在第一章解释过成长曲线，它能提供重要的信息。儿科医生最能做出精确的诊断，他可以通过测量皮肤抓起来有多厚判定身体的脂肪积存程度。

身体质量指数

儿科医生也能测出所谓的身体质量指数（BMI），并从对照表内察看这个指数是否落在正常的区间。这个指数也能说明身高和体重是否在正确的相对关系之内。

计算身体质量指数的公式很简单：

$$BMI = \frac{体重（千克）}{〔身高（米）〕^2}$$

例如，你的身高是 170 厘米（1.7 米），体重 60 千克，那么你的 BMI 就是：

$$\frac{60}{2.89} \approx 20.8$$

BMI 在 21 以下，则说明离过重还差得远。成人的 BMI 从 25 起算是轻微的体重过重，超过 30 则属于严重肥胖的类型。

儿童的也同样很容易计算，不过计算结果所代表的含义则依孩子的年龄而定。正如你从第二章的图 2–1 所了解到的，脂肪含量会随着年龄的增长逐渐递减，6 岁之后再明显上升，女孩比男孩更明显。6 岁小女孩的 BMI 超过 18 就算体重过重，而 11 岁女孩的 BMI 超过 22 才算是过重。举两个例子：

西尔维娅 6 岁时，身高 120 厘米，体重 28 千克。她的 BMI 是 19.4（28/1.44 ≈ 19.4），这个 BMI 很可能就太高了。

克拉拉 11 岁时，150 厘米高，48 千克重。她的 BMI 是 21.3（48/2.25 ≈ 21.3），这个指数比西尔维娅的高。但以她的年纪来说，这个指数还算正常。

由于依年龄所排列出的"正常"BMI 指数表相当复杂，我们在此就省略不提，需要时可请教儿科医生。父母经常为他们看似"太胖"的孩子感到担心，其实根本没有担心的必要，算一下 BMI 就清楚地知道了。

●如何帮助胖孩子？

当我们尝试持续治疗体重过重的孩子时发现，孩子减重的成功率（大人也一样）很低，因此预防显得特别重要。遵守我们的规则并结合运动是最佳的预防措施，是让孩子拥有理想身材的先决条件。如果孩子不是真的体重过重，只是比同年龄的孩子胖，但却合乎他的遗传，这时就需要你帮帮他，让他能对自己的身材处之泰然。有点儿胖的孩子，即使不是真的过重，也经常承受很大的压力，他们往往会被其他孩子取笑，被大人严厉管束。所以，请以鼓励取代施压。

如果孩子真的体重过重，那他则急需要你的协助。以下为父母提供一些建议：

要求运动

如果不是极端过胖，孩子是不需要减肥的。只要他们能维持这个体重就够了，因为他们还会长高。如果他们没有继续胖下去，自然会变瘦。重要的是，让孩子离开电视机，多做运动。体重稍微过重时就应开始敦促孩子运动——踢足球、骑自行车、游泳、跳舞……有许多运动可以带给孩子乐趣。如果你自己也参与其中，并且多规划家人共度的休闲时间，是最有帮助的。

小胖子动起来！

要鼓励一个很胖的孩子运动实非易事。如果父母不假思索地随便帮他报名一个运动团体，他在那里反而只会得到失败的经历，或许还会被嘲笑。这样不是在帮他。

比较好的做法是，参加一个都是体重过重的孩子，最好父母也要一起参与活动的团体。例如几年前在德国汉堡市成立的"小胖摩比俱乐部"。孩子在专业的指导下每周聚会一次，不只了解到关于健康饮食的知识，也直接参与健康餐的设计。此外还会有些运动和游戏，他们特别重视建立自信与对自我负责的态度。放假时还会安排郊游、体育竞赛等类似的活动。你可以上网搜索，看看你家附近有没有类似的团体。

"欧胖胖"（Obeldicks）是另一个成功的治疗团体。它与儿童饮食研究中心合作，由达特尔恩市（Datteln）儿童医院的托马斯·赖恩纳医生（Dr.Thomas Reinehr）推广起来，这项治疗是对儿童进行为期一年的照管，家长也要一起参与。它将合理的饮食、家长训练、运动、游戏以及建立孩子的自信结合在一起。这套计划已经得到证实，真的对孩子很有帮助。

不要节食！

绝对不要命令你家的胖孩子节食！节食完全违背了我们的规则，因为如此一来你就会规定孩子的食量。永远别这么做！没有人可以强迫别人挨饿，我们也不希望你对你的孩子这么做，孩子会感到屈辱和受伤。

此外，节食根本没效，孩子反而只会想到吃，并且会抓住每个可能的机会"暴饮暴食"。上面提到的"小胖摩比"和"欧胖胖"也从不命令孩子节食，他们只是给孩子传授健康饮食的基础知识，即食物金字塔的内容，并帮助他们将知识转换成实际行动。

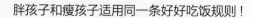

胖孩子和瘦孩子适用同一条好好吃饭规则！

　　永远不要只因为他胖就对他另眼相待。食物金字塔同时适用于胖孩子和瘦孩子，也适用于父母。大量的碳水化合物配上很多水果、蔬菜、全麦制品与少量油脂，这对所有的孩子都适用。用餐时间（三餐加上两餐点心）都应该在餐桌上进行，中间没有任何东西可以吃，这条规则也同样适用于胖孩子和瘦孩子身上。

　　不管是胖还是瘦，每一个孩子都不可以自由地摄取甜食。胖孩子和瘦孩子都应该多喝水解渴，而不是喝饮料。多运动对胖孩子好，对瘦孩子也好。偶尔要允许孩子"暴饮暴食"一番，如果吃饭时只因为孩子的体重而对他采用另一种态度，他会更加感觉到自己被排斥，一切会变得更糟。

帮助孩子接受他的身材

　　胖孩子只要穿上合适的衣服也可以看起来很好。即便如此，他还是免不了被取笑。请严肃地看待孩子的忧愁，并协助他处理这样的心理障碍。父母不妨教他几招来反抗别人的嘲弄。

永远不要表现出一副只要他足够努力，就一定可以变瘦的样子！

这样的暗示没有作用，那只会使大人更加失望，而且让大人和孩子都承受压力。如果孩子能减掉他过重的体重，使健康没有问题，而且还继续快乐地运动，就是很大的成就了。不是每个人都能瘦下来而且一直保持纤细的身材，有些人得付出非常高的代价才能如此。难道你想要孩子变成一个寂寞的瘦子，满脑子只想着控制饮食而且一点儿也不快乐的人吗？尤其是女孩特别容易在青春期时拼命节食，以至于生严重的疾病。

饮食失调——当身体失去控制

有两种严重的疾病是因为饮食行为彻底失常而造成的，分别为嗜瘦症和所谓的"吃完就吐症"，其专业术语分别是厌食症和暴食症。这两种病都不会在孩子年幼时发生，主要是产生在处于青春期或成年初期的人群中。如果你只有儿子，倒是几乎不必担心，因为这两种症状有90%以上的患者都是女性。

● 厌食症

厌食症是一种十分严重，有时甚至会危及生命的疾病。大约有5‰的年轻女性会罹患这种疾病。这种病发作的年龄通常在15~19岁间。当然，也有12岁以下的女孩得这种疾病，但十分罕见。生病的女孩食量变得非常小，经常会出现刻意呕吐、体能运动过度以及滥用泻药、抑制食欲的药物和利尿剂等药物。这些女孩日渐消瘦、停经，严重时连内脏也会受损。这种疾病迫切需要住院治疗，并做心理辅导。可惜不是所有的患者都能及时获得帮助，只有约 1/4 的病人能康复，而约有 1/5 的患者死于此病。

厌食症是彻底失调的饮食行为导致体重严重下降的病症，但这仅是外在的表现。真正的失调发生在脑部，这些病人对食物与自己身材之间关系的理解与现实脱节，他们病态地且不切实际地认为自己很胖，对发胖有着病态的恐惧。他们根本无法依照身体需求来调节饮食。

这些病人就像是有强迫症，过度追求病态的外在美，通常需要别人强迫他们就医。厌食症的病因至今尚未得到充分的研究，不过有一点很重要，那就是很多女孩无法以平常心看待青春期大量"正常"增加的脂肪。只有外在的形象才能给她们带来自信，她们认为自己一定要有极为苗条的身材，要让别人觉得自己是"美女中的美女"，就像电视机里的病态"纸片"模特儿一样。这些错误的榜样促使她们扭曲了对自我身体的认知。其实，女孩在青春期必须发胖才能发育得健康！如果我们的社会无法认同这一点的话，饮食失调的问题还会继续蔓延。

此外，家庭问题以及女孩们欠缺解决冲突的能力也成为产生厌食症的重要原因。因为神经失调产生的特殊病例，在过去的几年也确实存在。幼儿时期的饮食经历绝对是有影响力的，孩提时曾拿不吃饭来勒索和操纵自己父母的人，到了青春期，也会尝试这么做。孩提时没能按照自己的"内在声音"吃饭的人，就越来越感受不到这个声音，甚至更容易受到伤害。

●暴食症

暴食症不像厌食症这么危险，体重不会下降得那么厉害，大部分病人体重都很正常。但是这些年轻女性会经常性暴饮暴食，又怕会发胖，因此会去厕所把刚才吃的东西又全都吐出来。她们靠禁食和节食来限制自己的饮食，直到累积了难以忍耐的巨大饥饿感为止。其中，很多人都会服用泻药和减肥药，甚至隐瞒病情很长一段时间。暴食症通常是牙医最先发现的，因为牙齿会最先受损。同时，由于长时间的持续呕吐，还会损害全身的身体组织。

暴食症的产生也与病人的观念有关，这些病人过度注重自己的身材，她们的自我价值几乎完全依赖于此。

是什么导致了暴食症？原因也有很多。但有个原因是可以确定的，那就是前几次的暴饮暴食多半出现在长期节食之后。可见，违背自己的需求而限制饮食，反而会促使暴食症产生。另外，这些病人通常误解了食物的意义，她们认为吃是为了转移注意力、放松心情和奖励，为调节身体需求而吃并不是最重要的。

●预防饮食失调

我们没办法保证如果遵照我们的规则，就一定能防止孩子饮食失调，但无论如何，这有助于孩子养成健康的饮食习惯，预防饮食失调。如果你在饮食与其他方面都帮助孩子树立了自信，并且尽你所能，这就足够了。

重点整理 ■■■■■■

■■■ 体重过重时：遵守规则，千万不要节食！

体重过重是现代社会人们最常出现的问题之一。预防体重过重的最佳方法是遵守我们的规则。其他的事你若办不到，就记住绝对不要命令孩子节食。

■■■ 厌食症和暴食症

厌食症和暴食症是饮食行为完全失调所造成的严重疾病，绝大多数患者是青春期的女性。通过遵守我们的规则，你可以有效预防孩子发生饮食失调的问题。

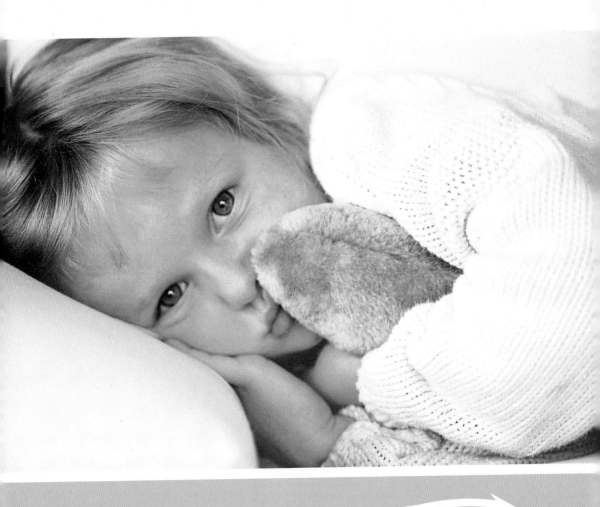

当食物致病时

消化不良

　　不吃东西人确实无法生存，但有时候食物也会让人生病。不是每个孩子都能消化所有的食物，因为食物所产生的不良反应，从头痛、心情不好到惊吓过度，导致虚脱、失去意识都有可能。有些疾病也经常与消化不良有关，例如多动症（ADHD）。

●过敏

　　什么是过敏？它是指身体自有的防卫系统，即免疫系统对某种异物产生的过度激烈的反应。食物过敏就是当身体过早接触异体蛋白质时，为了对抗它会形成抗体细胞，如果再度接触到这种异体蛋白质的话，免疫系统会以一种激烈的反应来回应，反应如果不是立刻出现，就会在2~48小时之内发生。症状可能有：

　　★ 惊吓和失去意识等这类激烈反应。

　　★ 呕吐、腹泻和腹痛（可能是因食物摄取不足造成营养不良，对肠道产生的长期的影响所致）。

★ 呼吸道疾病：流鼻涕、咳嗽、气喘等。

★ 皮肤起红疹、丘疹以及会发痒的荨麻疹、异位性皮肤炎等。

真正的食物过敏比大部分家长认为的更少发生，3 岁以下的孩子只有 2%~3% 会得病。只有极少数的食物会让人过敏，然而这些食物却是经常被使用且存在于很多加工过的食品内的，例如牛奶、鸡蛋、坚果和小麦。

找出"有罪"的食物

正确诊断对治疗食物过敏是很重要的。医生首先会测试被怀疑的食物是否真的连续引发了过敏反应，另外还会做皮肤检测，如果检测结果为阴性，就一定不是过敏。如果皮肤检测为阳性，那也有可能是以前就存在的，对某种特定食物的过敏反应。在这种情况下医生会安排其他的检查。

很多食物过敏会自动消失，尤其是那些 3 岁以前曾经发生过食物过敏的孩子。

食物过敏经常和神经性皮肤炎（neurodermatitis，婴幼儿患者的被称为异位性皮肤炎）连在一起。但是只有一部分孩子的神经性皮肤炎是食物过敏所引起的症状，因为很多孩子的皮肤是在 24~36 小时后才会对相关的食物产生过敏反应，所以很难弄清楚。

●对食物的其他不良反应

其他不良的，但非过敏的反应更经常发生，不过这和免疫系统无关。

★ 包含在食物里的毒素，或者会制造毒素的细菌可能使人致病，例如沙门氏菌会造成食物中毒。

★ 有些孩子无法消化特定的人工色素、香料或其他人工添加物，并且会引起皮肤疹。

★ 另一个非过敏性反应的例子前面已经提过，麸质过敏症，这种影响会存在一辈子。

●治疗和预防

如果你能找出哪些食物是造成问题的原因，那么治疗起来就很容易了。只要把有关的食物从饮食中剔除，2~4 周后病征自然就会消失。

最常引起过敏反应的过敏原就是牛奶，有将近 3% 的孩子会对牛奶过敏。这些孩子大部分（80%）在 3 岁后，对牛奶的过敏反应就会消失。我们在门诊里通常会在"牛奶中止"一年后再检验看看过敏现象是否还在，并在这段期间给孩子喝豆浆或水解牛奶，即分解成最小分子的牛奶。

如果过敏现象持续超过 3 年，那么它大概一辈子都会跟着孩子了。当然，这个说法也适用于其他的食物过敏。

需要时加以预防

如果家族病史里出现过气喘、异位性皮肤炎或花粉热这些疾病，那么孩子是过敏儿的概率就会特别高。应采取以下的预防措施：

⭐ 请让孩子喝至少半年的母乳，同时删去你自己饮食中的"危险"食物（如坚果、鸡蛋、牛奶等）。

⭐ 给孩子吃辅食时，请遵照第三章的建议。一天只能加入一种新食物，过几天再加新东西。这样你就很容易找出孩子能消化和不能消化哪些食物。

⭐ 等到孩子两岁后，再给他提供牛奶、鸡蛋和谷物等。

规则也适用于此！

好好吃饭的规则，同样适用于对食物过敏的孩子，由父母决定端什么食物上桌。你所供应的食物要配合孩子的特别需求，并由孩子决定他要不要吃和想要吃多少。

> 碰到消化不良时也可以遵守好好吃饭的规则。

当食物"留不住"时：腹泻及呕吐

腹泻和呕吐通常发生在孩子身上，多半是由病毒引起的，这类疾病有90%以上并不危急，会持续3~7天。

● 防止脱水！

有一件事绝对要引起父母的注意：决不能让孩子脱水。孩子几天内不吃东西还不成问题，但是必须注意水分流失的问题。

从哪里可以看出孩子体内水分太少呢？其实，从他的行为反应最能看出来。如果孩子还会玩耍（即使比平常玩得少）那么他也还没有脱水。万一他反应迟钝、不正常昏睡，必须立刻带他去看儿科，补充含盐的葡萄糖液（运动饮料也可以）。这在药店就买得到，将它溶解在水里，持续给孩子喝。有件事很多人不明白，其实，服用含盐的葡萄糖溶解液并不会改善腹泻和呕吐，它只能防止脱水。目前有大量的研究证明（从我们每天的门诊经验中也得到了证实），当孩子没有脱水时，最好给他提供正常的食物。

● 遵守规则

我们的规则也适用于腹泻时。如果供应一般正常的食物，孩子会以最快的速度恢复精力，于是孩子可以决定：

⭐ "我要吃一点儿桌上的饭菜吗？"

⭐ "我想吃这当中的什么？"

⭐ "我想吃多少？"

● 结语

现在你愿意相信孩子可以好好吃饭了吗？如果你同意遵守我们的规则，就是送给了孩子一个珍贵无比的礼物。你让他看见，你信任他与生俱来的能力，他能完全按照他的需求而吃。你因此增强了他的自信，预防了饮食失调和体重过重的发生，而且避免了制造吃饭时的紧张气氛。

有时不会有立竿见影的效果，而是要好几个星期后才会感受到。要坚持这么久并不容易，我们知道再度施加压力的诱惑是很大的。建议你找儿科医生谈谈，你可以从那里得到支持。

为了让你能随时想起规则，我们在附录中整理了一些"厨房标语"。你可以把它们剪下来贴上，当成提醒。祝你顺利地帮助孩子好好吃饭，生活更愉快。

安妮特·卡斯特－察恩 & 哈特穆特·莫根罗特医生

重点整理 ■ ■ ■ ■ ■ ■

■ ■ ■ **不是每个孩子都能吃所有的东西**

某些食物在某些孩子身上会引起过敏反应或病痛。必须找出孩子无法消化的食物，而且从饮食单里暂时删除一段时间。

■ ■ ■ **腹泻和呕吐时的协助**

上吐下泻是孩子经常发生的疾病，多半几天之后就会自动痊愈。大人只需注意孩子有没有脱水，如果没有还是可以给他提供一般的食物。

Jedes Kind kann richtig essen

附　录

厨房标语

我的需要，
我的肚子会告诉我，
妈妈请相信我！

不管是胖是瘦，
我都爱你！

没有一样你爱吃的？
没关系！

我相信，
你会取得你需要的食物。

只要你健康又快乐，
不管你吃多吃少，
我都无所谓！

让我们全家人，
都坐在餐桌旁，
一起享受美食！

让我们吃饭，
而且高高兴兴地吃吧！

这是吃饭，
不是勒索。

我们好好吃饭

* 我决定，什么食物何时以及如何端上桌。

* 你决定，你是否要吃和吃多少。

保证声明

我在此承诺让我的孩子 _____（名字）

自己决定，每餐他吃多少。

_____

（家长签名）

_____

（地点、日期）

拓展阅读

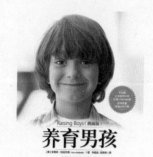

养育男孩（典藏版）

ISBN：978-7-5217-0652-9

（澳）史蒂夫·比达尔夫 著　丰俊功 宋修华 译

出版时间：2019 年 9 月

千万不要觉得你家的小宝贝还只是个孩子，就是这个男孩，他终有一天会成为一位兼具责任感和成熟魅力的顶天立地的男子汉。这一隐秘而巨大的变化，正发生在你与之共同生活的十几年间。男孩身上与生俱来的男性气质，是家长一定不能忽略的：了解男孩成长过程的三个关键阶段，培养他所有积极正面的品质，在适当的时候让最合适的人陪伴他、影响他，引领他成长……数年后，作为父母，我们将因此而收获骄傲！

这是一本丈夫会悄悄从妻子手中偷走的书，它简单、直接、易于阅读，被誉为男孩父母的育儿指导手册。

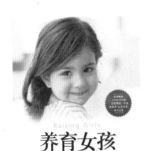

养育女孩

ISBN：978-7-5217-1183-7

（澳）史蒂夫·比达尔夫 著　钟煜 译

出版时间：2020 年 3 月

女孩的生存空间正在变得更加复杂和危机重重，她们的现在和将来注定比我们的更丰富也更艰难。父母要培养一个内心强大、独立坚定的女孩！

本书作者史蒂夫·比达尔夫从两个女孩的故事入手，按照年龄划分了女孩成长的 5 个关键阶段，明确告诉女孩父母，每个年龄阶段孩子发展的特点，以及父母们怎样做才能从女儿幼年起一直到成年，与她建立一种紧密而稳固的联结。全书话题几乎涵盖了女孩成长过程中所有可能遇到的问题，包括同侪欺凌、饮食失调、减肥、抑郁，以及媒体和社会对女孩的伤害等。作者结合自己养育女儿的经历和大量案例为父母们提供了避免让自己的女儿成为受害者的措施和方法。